原点心理 | ORIGINAL POINT PSYCHOLOGY

こどもが天才になる食事
2週間で脳が生まれ
変わり成績アップ！

能力饮食

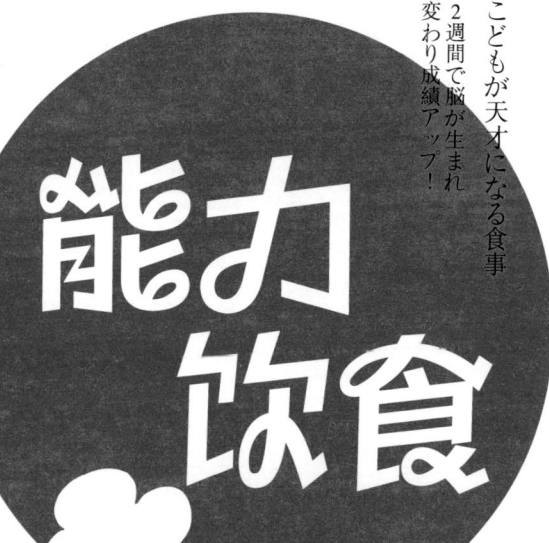

［日］菊池洋匡　菊池则公 —— 著

丁楠 —— 译

激发孩子潜能的膳食指南

华龄出版社

HUALING PRESS

こどもが天才になる食事＿2週間で脳が生まれ変わり成績アップ！
共著：菊池　洋匡、共著：菊池　則公、監修：宮澤　賢史

KODOMO GA TENSAI NI NARU SHOKUJI
© Hirotada Kikuchi, Norimasa Kikuchi 2020
First published in Japan in 2020 by KADOKAWA CORPORATION, Tokyo. Simplified Chinese translation rights arranged with KADOKAWA CORPORATION, Tokyo through Shinwon Agency Co., Seoul. Chinese simplified character translation rights © 2024 Beijing Jie Teng Culture Media Co., Ltd.

北京市版权局著作权合同登记号 图字：01-2024-1000 号

图书在版编目（CIP）数据

能力饮食：激发孩子潜能的膳食指南/（日）菊池
洋匡，（日）菊池则公著；丁楠译. -- 北京：华龄出版
社，2024.3
ISBN 978-7-5169-2702-1

Ⅰ．①能… Ⅱ．①菊… ②菊… ③丁… Ⅲ．①儿童 -
膳食营养 - 指南 Ⅳ．① R153.2-62

中国国家版本馆 CIP 数据核字（2024）第 014132 号

策划编辑　颉腾文化
责任编辑　王　慧　　　　　　　　　　　责任印制　李末圻

书名	能力饮食： 激发孩子潜能的膳食指南	作者 译者	［日］菊池洋匡　菊池则公 丁楠

出版
发行　**华龄出版社**　HUALING PRESS
社址　北京市东城区安定门外大街甲 57 号　　邮编　100011
发行　（010）58122255　　　　　　　　传真　（010）84049572
承印　涿州市京南印刷厂
版次　2024 年 3 月第 1 版　　　　　　印次　2024 年 3 月第 1 次印刷
规格　880mm×1230mm　　　　　　　开本　1/32
印张　6　　　　　　　　　　　　　　字数　84 千字
书号　978-7-5169-2702-1
定价　69.00 元

孩子健康成长是每位父母的愿望。

在养育孩子时，父母希望自己做到尽善尽美，愿把最好的食物提供给孩子。但是在整个养育过程中，不论是来自长辈的劝导还是媒体的广告，总是存有很多的偏差和局限。

其实，养育孩子就像种一棵小树，要给予充分的阳光雨露，施以合适的养料，去除害虫，并竭力避开突袭的暴风雨。我们要将正向因素最大化，给孩子充分的户外时间进行运动，提供清洁的空气和水，给予均衡丰富的食物。还要将负向因素最小化，防止可能的毒素暴露，如重金属砷、铅、汞等，还有一些塑化剂、防腐剂、人工添加剂等环境毒素。

本书从"肠脑轴"的角度讲述了为什么健康饮食对于孩子的大脑发育和学习能力提升如此重要，

并从功能医学的角度讲述了为什么要规避乳制品、麸质食品和环境毒素，等等。

书中的很多观念是全新的，甚至是颠覆性的。但这些正确的观念对孩子的健康至关重要！

不论是孩子身高体重发育迟缓，还是出现了学习困难、智力不足，甚至是更严重的神经发育障碍，如注意力缺陷、多动症、孤独症，都会令父母心急如焚，而这些发病概率正在快速上升的发育障碍问题，都与我们错误的育儿理念和喂养方式有关。愿智慧的父母从本书中学会真正正确的观念与方法。

同时本书配以丰富的食谱，让那些看起来很难操作的饮食瞬间变得容易。建议父母跟随本书，在改变观念的同时，为孩子开启一段身心健康的成长旅程！

王娟教授

北京大学医学部博士生导师

北京整合医学学会功能医学分会副会长

　　希望孩子健康成长是天下父母的共同心愿，你一定也是如此。同时，希望孩子成绩优异，也是大多数父母的愿望。

　　如果说有一种一举两得的方法，可以同时实现这两个愿望，你会不会对它特别感兴趣呢？

　　之所以这样猜测，是因为尽管愿望美好，现实中却有太多的家长面对孩子的健康和学业上的问题感到不知所措。

　　本书的目标便是要将这两个问题一并解决。

　　那么，这个能同时让孩子健康成长和成绩优异的办法，究竟是什么呢？答案就是改善饮食习惯。

　　众所周知，食物影响着我们的健康。

　　但如果我说食物同样影响着一个人的学习成绩，恐怕就会有人感到意外了。其实它们之间大有关联。

孩子用功了却学不会，或者考试时解题有困难，这些很可能是大脑不能正常工作的表现。错误的饮食，可以轻易让大脑功能失常。

哈佛大学的菲利普·格朗让博士在其论文中指出（详见本书第2章），食物中含有的一些重金属和农药，正在导致儿童智力下降。

该论文的前言中这样写道：

"自闭症谱系障碍、注意缺陷多动障碍的发病率正在逐年升高。较之这些神经发育障碍，无症状性脑功能减退的情况还要更普遍。每种障碍都可能导致严重的后果：生活质量降低、学习成绩下滑、运动功能障碍，进而对全社会的利益与生产力都造成极大影响。"

智力下降，本质上就是一种无症状性脑功能减退。孩子的大脑变迟钝了，反映到智商上可能是下降了5～10个点，我们并不会将它视为某种疾病或障碍的"症状"。就算智力下降，孩子和父母恐怕也意识不到吧。

然而成绩的下滑是不可避免的。

因此，为了让孩子学业有成，我们有必要了解

一些能使大脑正常工作的好的饮食习惯。这便是我（菊池洋匡）身为一名教育工作者，决定写一本关于"学习能力与饮食"的书的原因。

提高学习成绩，关键是要采用高效的学习方法，让学习事半功倍。

长年来，我从各种书籍和研究论文中学来科学的方法，并将这些方法在自己的补习班里加以实践。许多在其他补习班里对学习提不起兴趣，或无法提高成绩的孩子，用了我的方法，进步飞快。

这些方法已被我总结成册并出版。

我在我的第一本书中归纳了"能使学习变有趣的方法"。这本书从问世到现在约一年时间，已重印七次，至今热销。

我的第二本写"高效的学习方法"的书，一经出版便开始重印。拙作得到了广大读者的支持，我很欣喜。

本书是继前两本书之后的第三本书。

相比前两本书非常正统地从补习班教师的角度出发的写作方式，这一次的切入点略有不同。不过，在"如何帮助孩子提高学习能力"这个问题上，我

相信这本书所能提供的帮助是胜过前两本的。

本书最大的优点在于，可以让父母迅速学以致用。

让孩子爱上学习、让孩子掌握高效的学习方法、让孩子吃上健康的饭菜，若问这些方法中哪个最简单易行，毫无疑问是"让孩子吃上健康的饭菜"。

设想一下，就算把正确的学习方法教给了孩子，他们能迅速领会并完全照做吗？很多时候，为了能让孩子把公式和图形正确地记在本上，为了避免他们答对了题却因为字迹脏乱被扣分——光是纠正这些显而易见的小问题，就已经让父母煞费苦心了。可见，要想改变一个孩子的习惯有多难。

相比之下，为孩子安排健康的饮食要容易得多。特别是考虑到这件事只靠父母自己就能完成。

更方便的是，本书已经总结出了三个最为行之有效的改善饮食的方向，那就是"肠道炎症""血糖值"和"能让头脑变灵活的营养"。

沿着这三个要点，本书将介绍一系列能让所有家庭都轻松上手的饮食方案。

这些方案不但简单易行，效果也是立竿见影的。

特别是对于不常在饮食上花心思的家庭来说，只需稍加注意并做出改变，就能体会到巨大变化。

快的话一两周就能显出差异。通常来说，按部就班地学习很难让成绩在一两周内就突飞猛进吧？

如果孩子的大脑一直因为不良的饮食习惯而无法正常工作——就像前文提到的，那么通过改善饮食使大脑恢复正常，并在短时间内让成绩提升就不足为奇了。

这种变化，就好像我们成年人忽然从酒醉中清醒过来一样。不妨想象一下，考试分数会因此产生多大的变化。如果你已经意识到了改善饮食的便利性，以及它所能带来的显著效果，不如从现在就开始行动吧。

本书由6章构成。

第1～5章为我和弟弟菊池则公一同编写。菊池则公在宫泽贤史主持的"分子营养学实践讲座"中担任特邀讲师，是一位营养学方面的专家。他将在各章中向我们介绍什么是会夺走孩子学习能力的"有毒食物"，什么是能让孩子找回学习能力的"有益食物"。

在第 4 章中，应试食物顾问中原麻衣子女士和营养管理师松尾瑞穗先生，将为我们介绍几种"能让孩子头脑变灵活"的简单食谱。这些料理均可以在家里轻松制作，还请大家多多尝试。

第 6 章由我（菊池洋匡）本人负责，内容是关于"靠吃饭吃出聪明孩子"的几点建议。此外，各章中穿插的关于考试和饮食的小短文，也是出自我笔下。

在书的末尾，我还收录了本书监修宫泽贤史医生的跋文。

本书能够顺利出版，与许多人的鼎力支持是分不开的，请允许我表达衷心的感谢，谢谢你们。

祝愿各位读者能够借助本书，为孩子找回他们与生俱来的"天赋"。

2020 年初夏
菊池洋匡

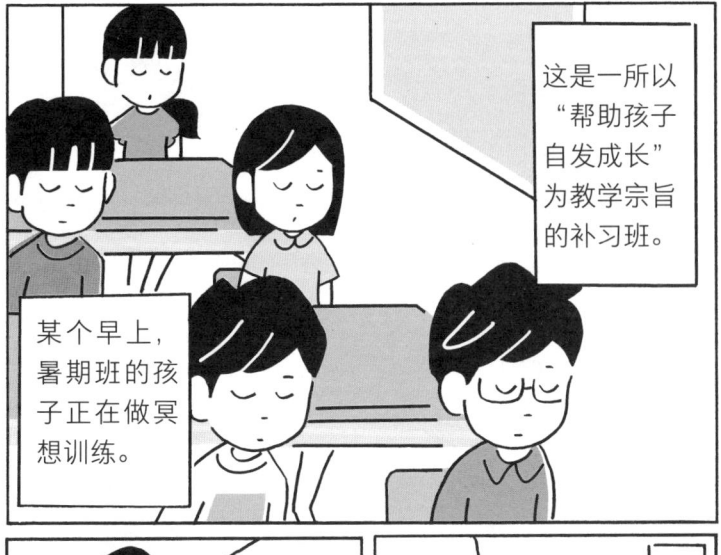

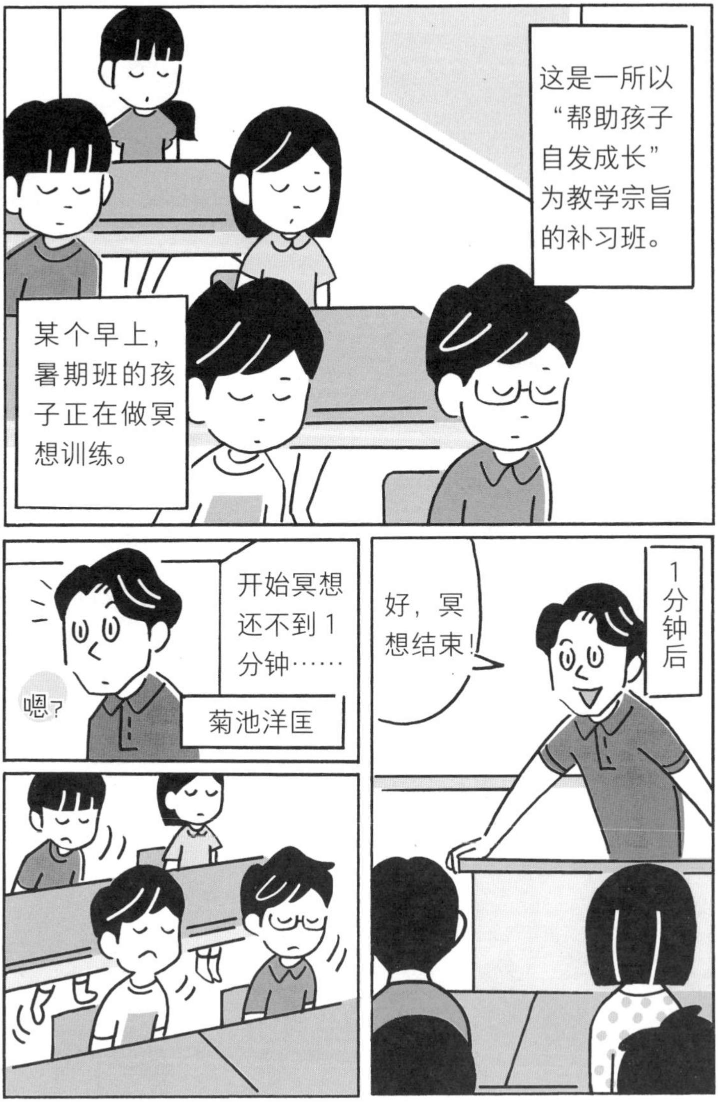

这是一所以"帮助孩子自发成长"为教学宗旨的补习班。

某个早上，暑期班的孩子正在做冥想训练。

开始冥想还不到1分钟……

嗯？

菊池洋匡

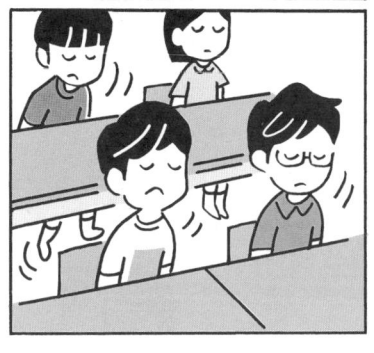

1分钟后

好，冥想结束！

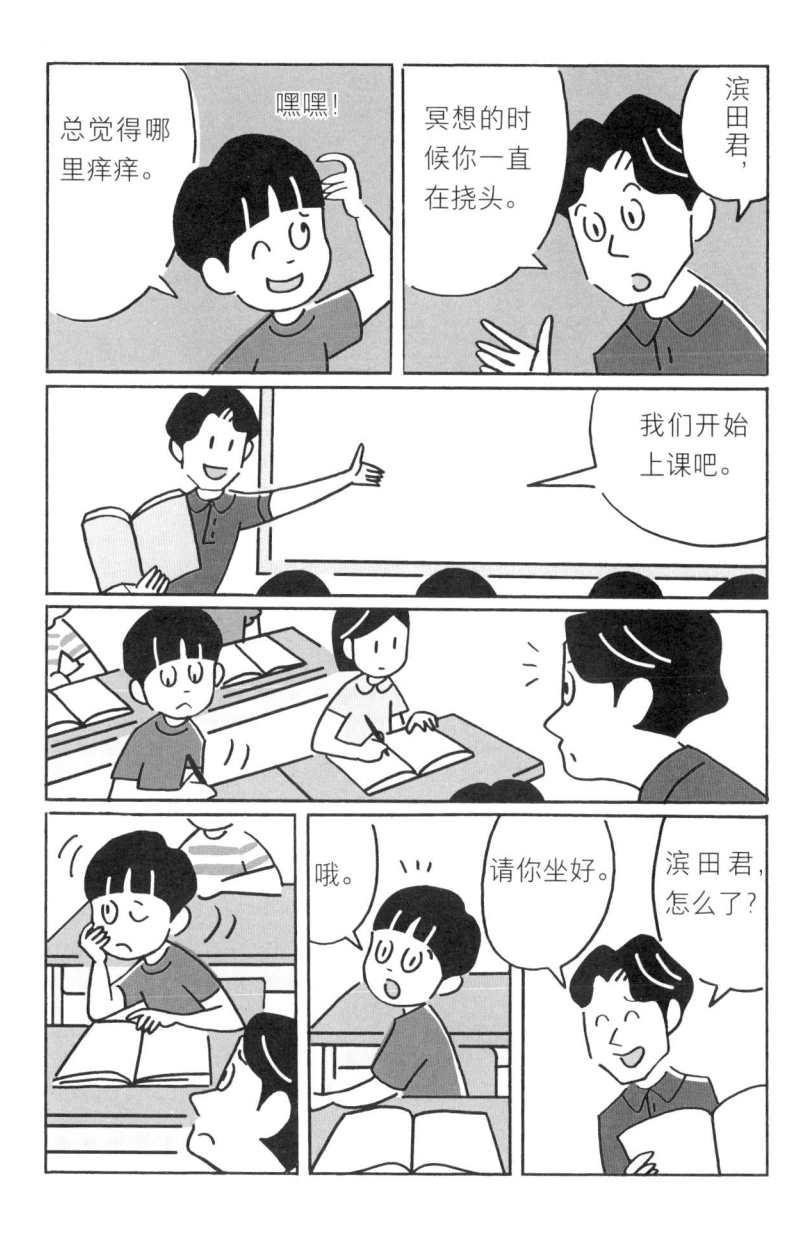

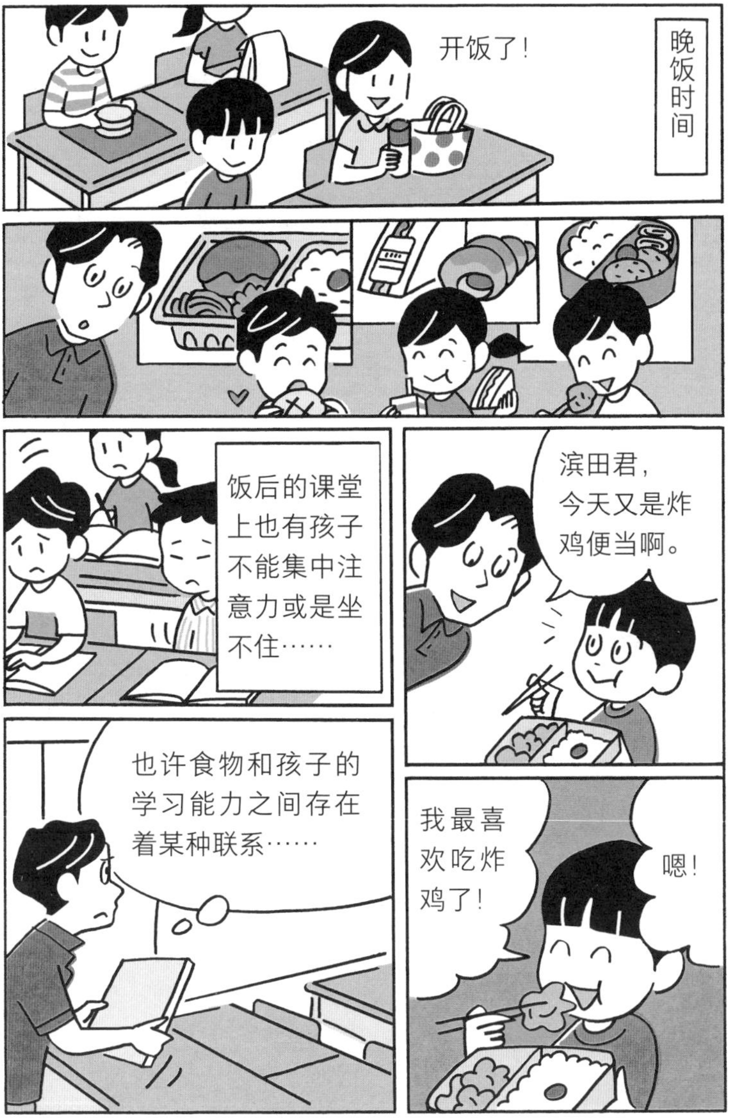

开饭了!

饭后的课堂上也有孩子不能集中注意力或是坐不住……

也许食物和孩子的学习能力之间存在着某种联系……

滨田君,今天又是炸鸡便当啊。

我最喜欢吃炸鸡了!

嗯!

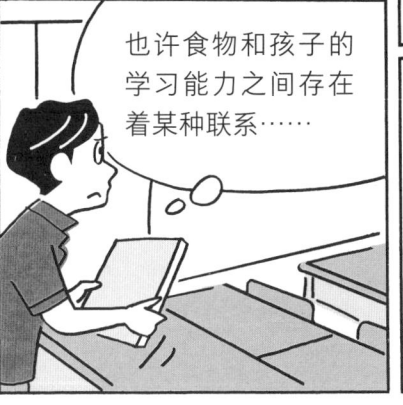

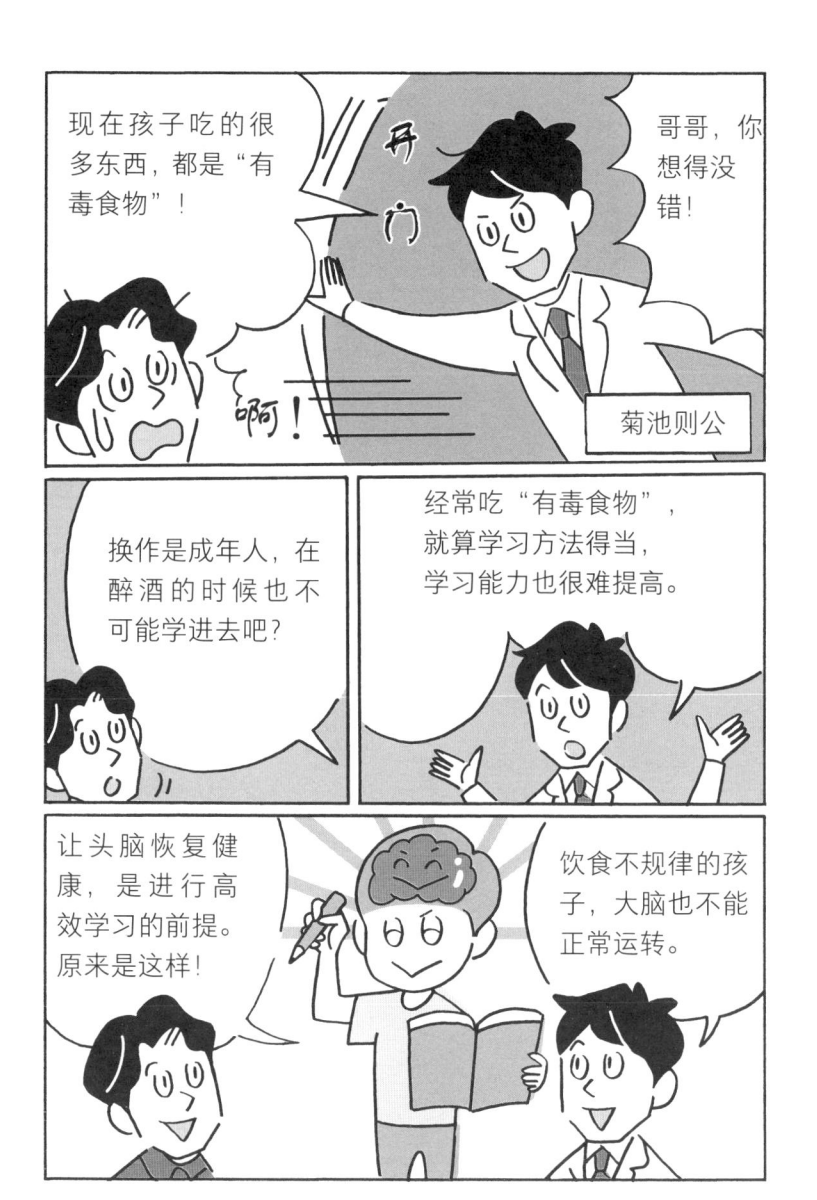

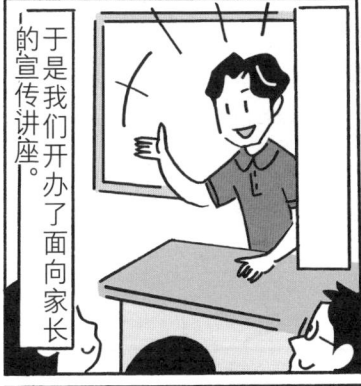

于是我们开办了面向家长的宣传讲座。

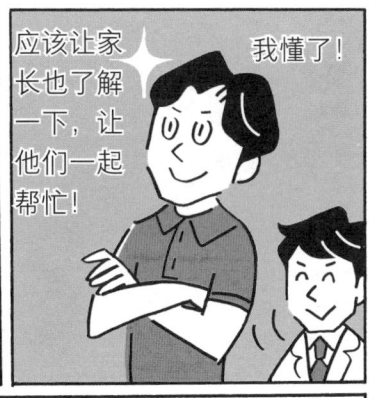

我懂了！

应该让家长也了解一下，让他们一起帮忙！

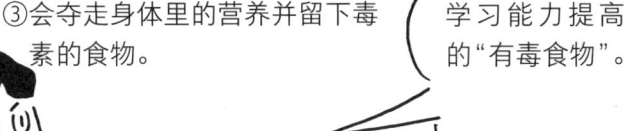

①会引起肠道和大脑炎症的食物。
②会破坏血糖调节机能的食物。
③会夺走身体里的营养并留下毒素的食物。

这些都是阻碍学习能力提高的"有毒食物"。

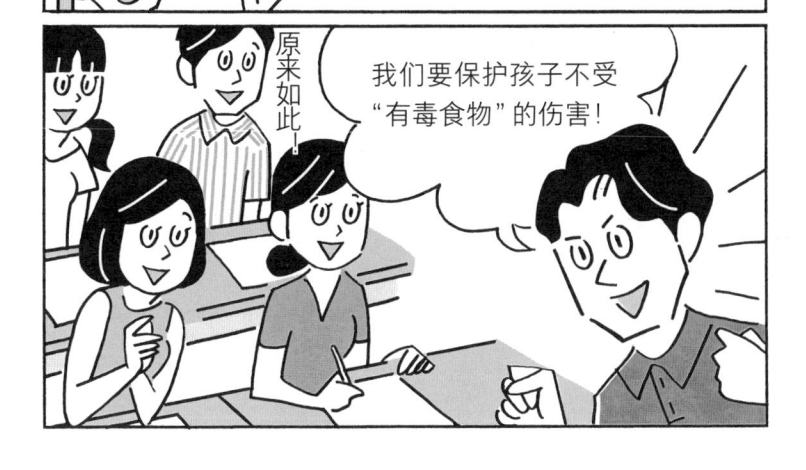

原来如此……

我们要保护孩子不受"有毒食物"的伤害！

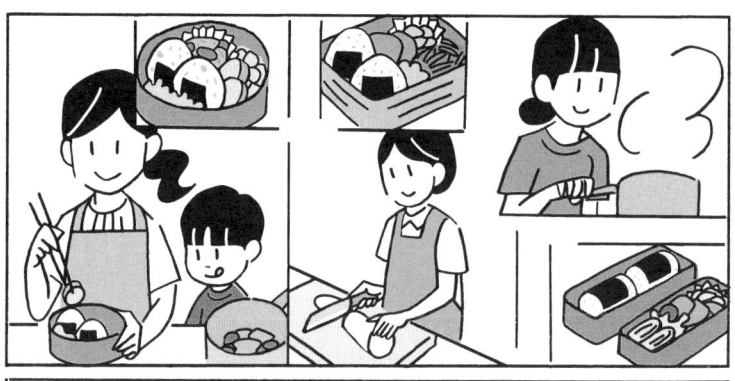

孩子变得踏实了，冥想的时候可以做到5分钟一动不动。

一个月以后，

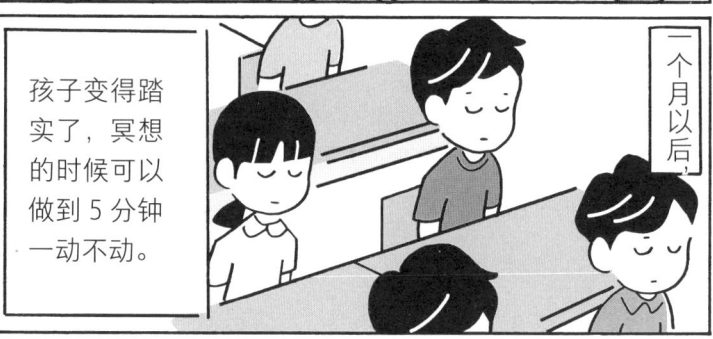

两个月以后，孩子的"注意力"和"学习意愿"都增强了，许多孩子取得了更好的成绩。

我做到了！

滨田君也考了100分！

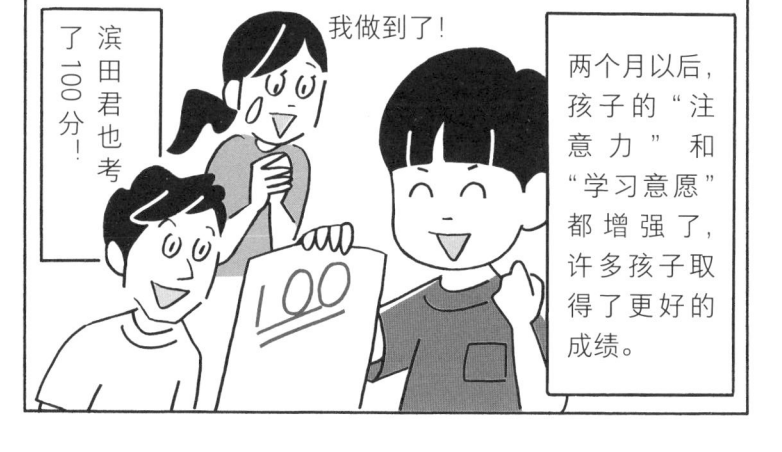

CONTENTS 目录

第 1 章

学习能力由 15 岁以前的"饮食"决定 /001

第 2 章

削弱孩子能力的"有毒食物"/025

第 3 章

激发孩子潜能的"有益食物"/059

第 4 章

能让孩子变聪明的 10 分钟简易 菜谱 /093

第 5 章

用实际行动改善一日三餐 /121

第6章

靠吃饭培养聪明孩子的几点建议 / 141

结语 /166

寄语 /168

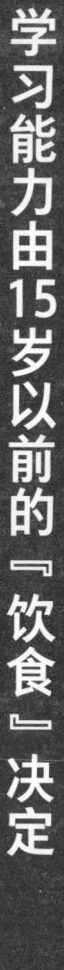

学习能力由15岁以前的『饮食』决定

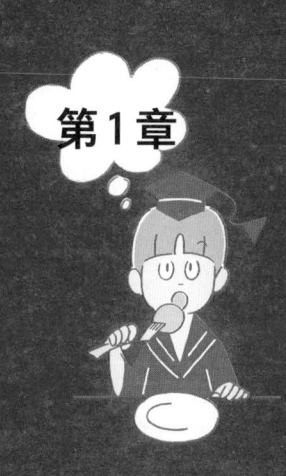

第1章

戒掉便利店的甜食，考上理想的学校

　　我的患者中有一个小学六年级的女生，我们第一次见面时，她正在备战三个月以后的小升初考试。她学习很努力，可是成绩怎么也上不去，为此，她自己和她的父母都很着急。

　　听她父母说，她每天上完补习班都要去便利店买甜食，然后当场吃光，以此犒劳自己这一整天的努力。

　　另外，她和母亲相处时经常有反抗情绪，有时甚至会说出很过分的话。但是，做父母的一想到"孩子的应试压力那么大"，以及"吃甜食可以替她排解压力"，还是会一直买甜食给她吃。

　　每次吃完甜食，她都能开开心心地学上一会儿，但是不到30分钟，她就又注意力涣散了，心情也跟着变得烦躁。她还有严重的口腔炎症，经常疼得受不了。

　　她父母带她来医院找我（菊池则公），正是因为口腔炎症一直不见好转。我在详细了解了她的饮食习惯后，给出了以下两点建议。

首先是"戒掉便利店的甜食",然后是"根据分子营养学（后述）改善饮食习惯"。

她因为无论如何都想考上理想的中学，所以下定了决心，到考试结束为止坚决不吃便利店的甜食，并且真的做到了。她母亲也采纳了我的建议，开始一点点调整孩子的饮食结构。

结果不出两个星期，原本严重的口腔炎症逐渐消失了。一个月以后，她脸上的赘肉没有了，身材也紧实了许多。而且随着情绪变得稳定，她能够专心学习的时间比以前更长了。

就这样，她的成绩慢慢提高了，最终考上了理想的中学。听到这样的消息，我也为她感到高兴。

和她一样，许多孩子都在改善饮食后找回了天生的优势，实现了各自的梦想。

在家兄（菊池洋匡）经营的补习班里，就有多名学生通过调节饮食提高了专注力和学习能力。而且据家兄观察，那些考上了重点中学的孩子，家里往往会为他们准备有益于提升学习能力的饭菜和便当（详见第5章）。

孩子的能力由 15 岁以前的饭菜决定

　　希望孩子有更强的学习能力，希望他们的才华被充分施展，不被埋没，这是天下父母的心愿，也是他们共同的烦恼。

　　我有两个孩子，一个在上小学，一个还在上幼儿园。我也希望他们将来学业有成，所以非常能理解各位家长的心情。正因为寄予希望，我们才会要求他们努力学习，送他们上更好的学校和补习班。

　　可是，就算能把孩子送进更好的环境，交给更好的老师，接受更好的教育，而且孩子自己也想努力学习，但如果最要紧的地方疏忽了，提高能力也好，施展才华也好，恐怕都将无法实现。

　　这个最要紧的问题，就是"孩子每天吃什么"。

　　特别是孩子 15 岁以前的饮食习惯，与他们的学习能力及其他各方面的发展，都有着密切的关系。原因在于人的大脑和身体的底子，是在 15 岁左右搭

建完成的。

　　美国医学家斯卡蒙提出，人体有4种发育模型（即斯卡蒙发育曲线，见下图）。根据这一理论，人体各部位可大致分为4个系统，每个系统的成长速度并不相同。

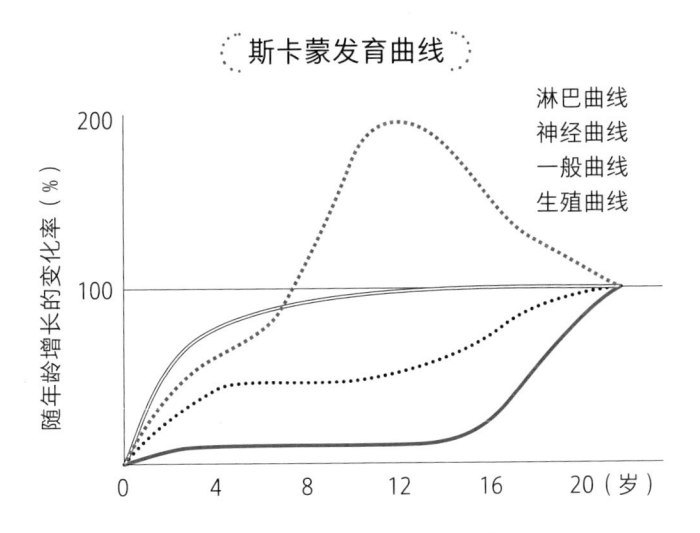

斯卡蒙发育曲线

淋巴曲线
神经曲线
一般曲线
生殖曲线

随年龄增长的变化率（%）

大脑的发育在 6 岁以前最显著，其重量在 3 岁和 6 岁时分别达到成年人的 30％和 90％。大脑的诸多功能中，以指尖精细动作和节奏感为代表的神经系统（神经曲线）的发育，到 6 岁时已接近完成。0～6 岁同时也是身高和体重（一般曲线）的高速增长期。

6 岁以后，大脑以外的部位进入高速发育期。能够塑成强健体魄的免疫系统（淋巴曲线），会在此时飞速成长，并在 12 岁时达到顶峰。

从大约 14 岁起，支撑人体的骨骼开始迅速生长，孩子的身高将以可见的速度增加。生殖系统（生殖曲线）也是从这一时期开始发育的。

在那之后，孩子的身体还会继续成长，但大脑、身高体重、骨骼、生殖系统等关键部位的发育，在 15 岁时已基本定型。

有句名言是这样说的，健全的精神寓于健全的身体。

这个"健全的精神"，大概就包括专注力、忍耐力、自制力等和学习有关的能力。要想让这些能力得

到提升，首先一点就是打好"身体"这块"地基"。

虽然我们常说"只要拿出干劲、集中精力，就能成功"，但如果没有一个能产生这些"劲"和"力"的好身体，又怎么可能拿得出干劲，集中得了精力呢？决定一个孩子能否拥有好身体的关键因素，毫无疑问就是"食物"。

也许有人会说，食物对成长来说当然重要，这还用说吗？

但如果细问每个人的饮食习惯，就会发现真正了解吃的重要性的人，其实寥寥无几。

每当我向那些带孩子来医院的家长，还有为了考生来参加营养讲座的家长，谈起饮食与学习能力的关系时，对方无一不是惊讶地表示"没听说过！"。

不得不说，大家对这件事的了解还是非常有限的。

食物正在以超乎我们想象的方式，深刻影响着孩子的方方面面。希望每一位家长都能对此予以足够的重视。

存在"疑似发展障碍"的孩子正在增多

据文部科学省统计，近年来疑似患有发展障碍的孩子正在增多。

发展障碍是一类病症的总称，常见的包括注意缺陷多动障碍（ADHD）、自闭症谱系障碍与阿斯伯格综合征（ASD），以及学习障碍（LD）。其症状表现多样，如注意力不集中、易冲动、不擅长与人相处、无法正常交流，都属于发展障碍的范畴。

这些症状在患者身上的表现轻重不一，但如果病因是大脑功能障碍，并且已对学习、生活构成明显的阻碍，就可以被诊断为发展障碍。

当然了，并不是说所有学习不集中和多动的孩子的病因都是大脑功能障碍。每个孩子小时候多少都有这种倾向，但如果孩子表现出了与年龄极其不符的不稳重或发育迟缓，就有可能跟大脑功能障碍有关系了。

"我们家的孩子和一般孩子不太一样。"

疑似患有发展障碍的儿童数量见下图。

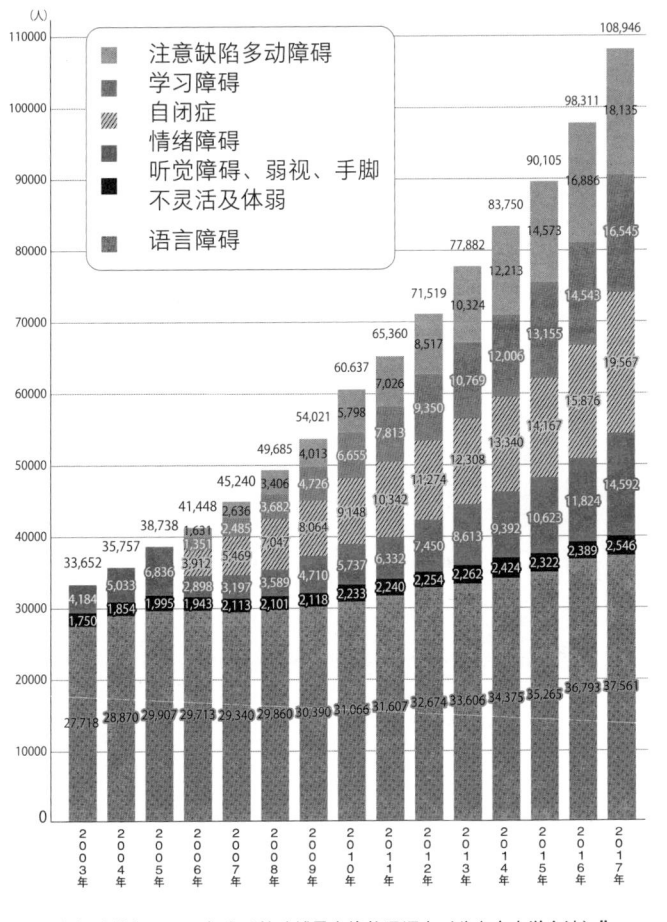

疑似患有发展障碍的儿童数量

（人）

图例：
- 注意缺陷多动障碍
- 学习障碍
- 自闭症
- 情绪障碍
- 听觉障碍、弱视、手脚不灵活及体弱
- 语言障碍

年份	总计
2003年	33,652
2004年	35,757
2005年	38,738
2006年	41,448
2007年	45,240
2008年	49,685
2009年	54,021
2010年	60,637
2011年	65,360
2012年	71,519
2013年	77,882
2014年	83,750
2015年	90,105
2016年	98,311
2017年	108,946

*文部科学省：2017 年度"特殊辅导实施状况调查（公立中小学合计）"

有不少父母因为担心孩子的身心状态，带着孩子来医院找我。

1分钟也静不下来的孩子；脸色很差，和他说话而面无表情、不做反应的孩子；自己想要努力，但怎么也无法专注的孩子。如存在以上问题，不光是父母会难过，孩子自己也很痛苦。

这些孩子，有的先天就患有"发展障碍"，有的则是受后天的环境因素影响，显现出了"发展障碍"的症状。在本书中，我倾向于将后者称为"疑似发展障碍"。

导致发展障碍的原因目前尚不明确。可能是由遗传因素引起的，也可能是由环境因素引起的。还有人认为是这两者相互作用后产生的结果。

由于发病原因不明，准确地说，发展障碍的诊断与病因无关。就结果而言，只要是由大脑功能障碍引起的，孩子在生活、学习上受阻的状况，都可以诊断为发展障碍。

不过，本书为了方便论述，会将那些受后天环境因素影响较深的发展障碍症状，称为"疑似发展障碍"。言外之意，只要环境改善了，症状就有可能消失。

本书开篇漫画中的那些孩子，就是"疑似发展

障碍"的例子。

漫画中的补习班（伸学会）会教给孩子各种科学的提升学习能力的方法，其中之一就是冥想。冥想可以激活大脑的前额叶，从而达到提升专注力和记忆力的效果。

冥想的时间不长，只有短短几分钟，但孩子却无法做到闭上眼睛一动不动。如此地不能静心和不能集中，是不可能理解并吸收课堂上的知识的。

类似的问题不光出现在补习班里，在学校里也是层出不穷。

由于孩子不听从老师的指示，不遵守课堂上的纪律，以班级为单位的教学制度正在失去其应有的功能。有观点认为，这种现象的出现与后天因素导致的"疑似发展障碍"的发病率的增加有很大关系。

身体吸收到的营养不够！

"疑似发展障碍"的病因究竟是什么呢？虽然说

法众多，但大多数患有此病的孩子都有一个共同点，那就是"身体吸收到的营养不够"。

针对"疑似发展障碍"，我所在的医院除了会采取针灸疗法，还会积极使用基于"分子营养学"的营养疗法。如果发现来看诊的孩子表现出了"疑似发展障碍"的症状，我就会询问孩子平时的饮食习惯，并尝试采用营养疗法。

结果，很多孩子不但变得可以控制情绪了，注意力变好了，表情也恢复了生气。

营养状况改善后症状消失了，说明病因在于"身体吸收到的营养不够"，属于后天因素。这正是"疑似发展障碍"的情况。

所谓"分子营养学"，是一门研究身体吸收到的营养在分子级别如何对身体和大脑产生作用的学科。

我会对分子营养学产生兴趣，是因为我在治疗成年抑郁症患者时，曾苦恼于针灸疗法效果甚微。在尝试过各种方法后，最终我找到了"分子营养学"。

随着对分子营养学的深入学习，并不断用它来治疗患者，我越发感到患者真正需要的并非对身体

"外在"的医治，而是由"内在"产生的根本意义上的改变。

基于分子营养学的营养疗法，不但能缓和抑郁症等精神疾病的症状，对风湿病、遗传性过敏等免疫疾病甚至不孕症也很有效。

近年来，因身心失调来医院就诊的人群中开始出现儿童——这原本是成年人患的病。我对这些孩子同样采取了基于饮食的营养疗法，并使多数患者恢复了健康。

本书中介绍的，正是这些年来我对儿童患者施用营养疗法的经验。

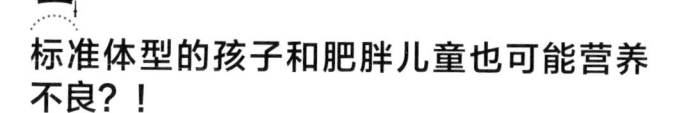

标准体型的孩子和肥胖儿童也可能营养不良？！

说到"营养不良"，很多人都会觉得那是过去的人才会得的病，或者是不发达国家的孩子因为贫困

吃不饱饭才会有的问题。

但如今在日本和其他一些发达国家，同样有很多孩子营养不良。（＊日本中小学生饮食状况调查／厚生劳动科学研究·研究班 2015 年）

这种被称为"新型营养不良"的现代营养不良症状，是由频繁食用面包、点心、快餐以及含大量人工调味料的加工食品引起的。

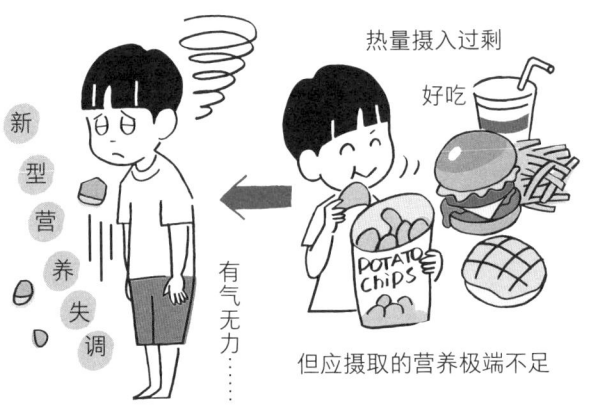

患"新型营养不良"的孩子正在增多

"新型营养不良"的主要特征是，因过度摄入糖分和脂肪导致热量过剩，以及严重缺乏蛋白质、维生素、矿物质等营养物质。

过度摄入糖分和脂肪，会增加患高血糖、肥胖症和糖尿病的风险。

据调查，目前日本的成年人糖尿病患者已超过300万人，潜在患者多达1000万人。这一现象的背后，是许多儿童已成为糖尿病的潜在患者。

一旦患上糖尿病，人体便失去了对血液中葡萄糖含量的调节能力，进而会引发以血管病为首的各种疾病。

在儿童时期就患病的情况下，孩子相比成年人要在更长的岁月里忍受疾病折磨，这是非常可怕的。

我曾接待过一个由妈妈领着来看病的小学四年级男生。孩子驼背，挺着好似中年发福的肚子，反应明显迟钝，表情贫乏，眼神游移。

我询问了孩子的饮食习惯，得知他平时爱吃油炸食品（炸鸡），每隔一天上补习班回来都会去买，然后当场吃掉。

这种外卖的油炸食品里，含有很多会导致肥胖的劣质氧化油（详见第2章）。这个孩子就是因为吃了太多油炸食品，才变成了中年发福的体型。

这个孩子的情况并非特例，如今在 11 岁的孩子中，肥胖儿童的比例大约可以占到 10 %。

另外，营养不良的孩子并非仅限于"新型"的肥胖儿童。像"过去"那样，因热量摄入不足导致身体发育不健全的严重情况也是有的。

此外，在身高体重都处于平均值的"标准"儿童中，也存在许多营养摄入不足的情况。正因为从外表看不出问题，这些孩子的困难才没有得到应有的重视。

缺乏蛋白质和矿物质会使大脑运转不良

不论是体型偏胖、偏瘦还是标准的孩子，都有可能缺乏一种营养，那就是蛋白质。

蛋白质是肌肉、脏器和免疫细胞必不可少的营养素。缺少蛋白质，身体不可能健康成长。

举例来说，即使身高体重都在平均水平，但如果肌肉力量不足，孩子的躯干就会软弱无力，容易驼背。这样一来，孩子连稳稳当当地坐在桌前都难，就更别说专心学习了。

蛋白质不仅是构成身体的原料，还是学习劲头与记忆力的保障（这在后续章节中会详细说明）。如果蛋白质摄入不足，孩子就算想要学习也会提不起精神，就算想要记住也是记不住的。

此外，缺乏矿物质的后果也很严重。矿物质在人体里的用途广泛，比如形成骨骼和牙齿、确保身体和大脑的细胞正常工作，这些都是矿物质的重要作用。

因此，即使蛋白质摄入充足，缺乏矿物质也会导致"神经传导异常"等问题。蛋白质和矿物质的关系，就好比自行车的两个车轮，缺一不可。

如果对蛋白质、矿物质等营养的摄入不足问题放任不管，那么不仅会影响孩子的身体发育，对大脑也会造成巨大的损伤。

大脑缺少营养，脑细胞就会死亡，记忆力也会随之降低，进而还会引发注意力不集中、情绪不稳

定、坐不住等"疑似发展障碍"的症状。

最终，这些无疑都会反映在孩子的学习能力上。

营养不够就会拆解身体和大脑来凑

接下来，让我们来看看蛋白质和矿物质等营养是如何被身体吸收的。

在身体吸收营养的过程中，起到关键作用的是酶。酶可以分为"消化酶"和"代谢酶"。

我们吃下去的东西，会经由胃被送到小肠。为便于小肠吸收营养，食物会在胃里被分解成分子级别的小颗粒。而担任分解工作的，就是"消化酶"。

相对地，"代谢酶"的作用是将分解后的营养素转化成能量。

酶可以通过进食获取，但大多数酶是在我们体内，特别是在肝脏内，以蛋白质为原料制造的。

身体如果缺酶，就会陷入既不能消化食物，也

不能产生能量的恶性循环中。

因此，身体为了保障生命活动，无时无刻不需要蛋白质。顺带一提，蛋白质不仅是身体的必需品，也是构成大脑神经传导物质的重要营养素。

那么，如果长期无法从食物中摄取足够的蛋白质，身体里会发生怎样的变化呢？

身体竟然会擅自拿走我们肌肉里的蛋白质来使用。发生在孩子身上，就好像孩子的身体被拆散了一样。长此以往，孩子的肌肉量会下降，体质会变得虚弱。一个孩子四肢纤细，很可能就是因为缺少蛋白质。

另外，大脑虽然重量只占体重的 2 %，消耗的能量却要占到总能耗的 20 %。

为了填补这个能量缺口，孩子不但需要摄入大量的蛋白质，还需要均衡摄入优质的脂肪和糖类，以及矿物质和维生素等各种营养。

这时候，如果不能从食物中摄取充足的营养，结果会怎样？

还是只能把身体里的陈年旧料拿来再利用。可是，大量挪用质量不佳的过期材料，是不可能让大

脑发挥出全部实力的。

而且如此消耗下去，孩子迟早会"油尽灯枯"，到时候恐怕连学习都将无法继续。

如何打开"让头脑变聪明的DNA开关"

很多家长在感慨自己的孩子总是学不会的时候，心里其实也没有抱太大希望。理由是"我自己小时候就不会学习，孩子随了我也是没办法的事"。

另一种情况正好相反，父母会非常不甘心地说："我小时候学习那么好，怎么这孩子就不行呢？"

不可否认，构建孩子的身体和大脑的设计图，也就是基因（DNA），是从父母那里继承来的。

基因上的遗传信息，会在受精后的第20～24天基本确定下来，之后，孩子的大脑和身体将以此为蓝本去构建。这在专业上被称为"基因的表达"。

一直以来，我们都认为遗传信息一经"定稿"，便不会再因后天的影响而改变。换句话说，不论大脑和身体日后具有怎样的特征，都是先天决定好的。

不过近年来的研究显示，除去先天的遗传因素，后天的外部环境亦有可能改变"基因的表达"。

如今，这个被称为"后成遗传学"（epigenetics）的领域，已经引起了来自全世界的科研人员的关注。

孩子的能力取决于继承自父母的基因，这种说法固然没错，但实际上，并不是所有基因上的遗传信息都会被表达出来。

研究表明，基因的表达中存在着类似开关的东西，当其处于开启状态时，基因才会被表达出来。

这个开关被称为"DNA 开关"。

"基因的表达"会受到作为后天外因之一的食物，也就是营养的强烈影响。在所有外因造成的影响中，营养所占的比重可达 70％。

不管孩子带着怎样的基因出生，受后天的营养状况影响，再优秀的基因也有可能终生不被表达。

举例来说，假使一个孩子继承了擅长学习或擅长运动的基因，但由于摄入营养不均衡或不充足，

决定这项能力是否显现的开关是有可能被关闭的。

反过来说，那些自认为不会学习的父母，可能只是擅长学习的基因没有被开启而已。

因此，即使是不会学习的父母生下的孩子，如果能通过摄入充足的营养，打开上一代人未能打开的"DNA 开关"，发挥出潜在的专注力和记忆力，那么很有可能他会因此变成一个擅长学习的孩子。

最新研究还指出，对那些患有先天障碍，比如ASD、ADHD 的孩子施用营养疗法后，症状同样有所改善。

由此可见，营养中蕴藏着足以促成基因级别变化的巨大可能性。

"后成遗传学"的另一个耐人寻味的观点，就是基因开关的开启或关闭状态，是可以遗传给下一代的。

如果某代人打开了肥胖或高血脂的基因开关，那么他们的孩子继承到的，将是处于开启状态的肥胖或高血脂的基因。这种影响甚至会延续到孙辈。

不仅会影响到孩子自身的生活质量，更会对后代产生深远的影响，这足以说明孩子的营养状况是

个不容轻视的问题。

不管怎样，为了能让正在苦读的孩子发挥出他们应有的实力，我们都需要在"吃什么"和"怎么吃"的问题上多下功夫。

让我们现在从力所能及的地方开始，一点点做出改变吧。

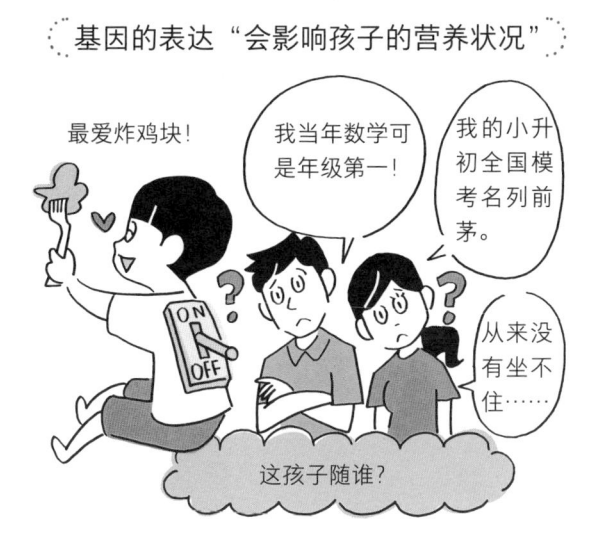

第 1 章

要点总结

- 通过改善饮食习惯，很多孩子的专注力和学习能力都得到了提升。

- "吃什么"比"怎么学"更重要！

- 孩子的大脑和身体的底子，要在 15 岁以前打好。

- 存在"疑似发展障碍"的孩子正在增多！原因是营养不足。

- 摄入充足的营养可以打开让头脑变聪明的"DNA 开关"。

第2章

削弱孩子能力的『有毒食物』

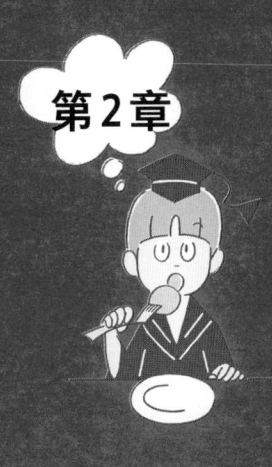

导致"新型营养不良"的"有毒食物"的三大特征

　　在这一章里，我们将看一看究竟是什么食物使孩子患上了营养不良，以及这些食物对孩子的大脑和身体有哪些危害。

　　在我看来，所有会引起新型营养不良的高热量、低营养食物，都是"有毒食物"。说它们"有毒"，可能会有人觉得我太夸张了。

　　但我绝不是在夸大其词，也不是想吓唬谁。

　　这类食物会对孩子的成长和能力发挥造成负面影响，绝对够得上"有毒"的标准。

　　那么，具体来说，"有毒食物"会对孩子的身体带来哪些危害呢？

　　第 1 章中提到，我们身体的成长、健康和能力，都是由食物决定的。更准确地说，是由身体"摄入什么"和"吸收什么"决定的。

　　说得稍微专业些，是那些以分子级别吸收的营

养，构成了我们现在的身体。

然而，"有毒食物"中几乎不含有这些构成我们身体的营养。

不仅如此，后面还将详细讲到，"有毒食物"的可怕之处还在于能够引起肠道和大脑的炎症，阻断身体对营养的正常吸收。

此外，大多数"有毒食物"的危害还包括让血糖忽高忽低，让孩子精神萎靡、抑郁，或反之让他们过度兴奋。

"有毒食物"的特征大致可总结为以下三点：

①引起肠道和大脑的炎症。

②破坏血糖的调节机能。

③夺走身体里的营养，留下毒素。

下面就让我们来逐个看看"有毒食物"的这些特征。

"有毒食物"最危险的特征之一是会引起孩子的肠道炎症。

而最常见的一种能引起肠炎的"有毒食物"就是小麦。

小麦里含有一种叫"麸质"的物质。麸质的分子结构决定了它很难被我们的胃分解。

因此，吃下用小麦做的面包或面条，会使麸质以未消化的状态进入小肠，引起消化不良、身体疲惫、注意力不集中、哮喘、过敏症等不适反应。

医学上将这类反应统称为"麸质不耐受"。其可怕之处在于，即使是健康的普通人，也可能对麸质不耐受。

如果身体长期出现易疲劳、倦怠、胃部积食等不适感——虽然够不上疾病的诊断标准——那很可能是麸质不耐受的结果。

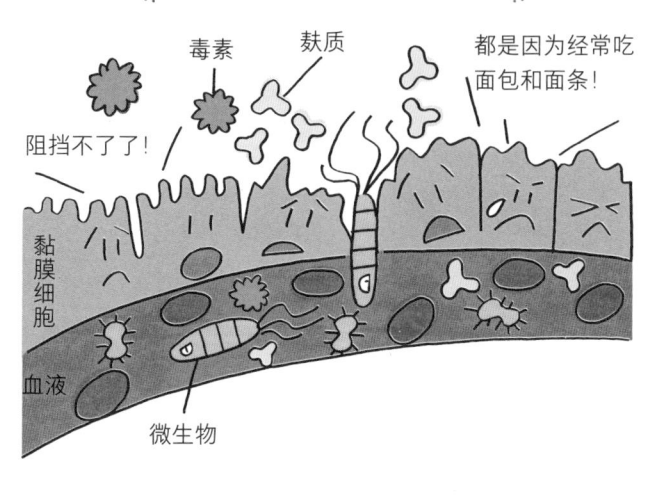

小麦里的麸质在肠道上打洞！

毒素

麸质

都是因为经常吃面包和面条！

阻挡不了了！

黏膜细胞

血液

微生物

那么麸质有哪些具体的危害呢？

麸质进入肠道后，会在肠内产生一种名叫"连蛋白"的蛋白质。连蛋白会破坏肠黏膜的紧密连接。

所谓紧密连接，是指由相邻的肠黏膜上皮细胞连在一起形成的一道保护屏障，它能防止不必要的细菌和过敏原等致炎物质进入体内。

防御机能一旦被破坏，大量的致炎物质就会从细胞与细胞之间流入体内。

这样一来，细菌和过敏原等毒素就会趁机从肠

道的发炎部位进入血液，进而到达肝脏等内脏器官。

这种现象在医学上被称为"肠漏症"。

即使没有因"麸质不耐受"感到身体不适，摄入麸质也可能让人患上肠漏症。特别是对于习惯吃小麦的人来说，患病概率将大幅增加。

经常吃面包、面条等小麦制品的家庭一定要引起注意。

从肠间隙渗入的毒素会进入大脑

出现"肠漏"以后，原本不会进入体内的物质开始侵入，从而引起免疫异常和过敏反应。

不仅如此，肠漏患者不论摄入多么有营养的食物，营养都不能被正常吸收。从肠道渗入的有害物质抵达肝脏后，还有可能引起荨麻疹。

更严重的是，一旦有害物质流入大脑，甚至会引起脑部发炎。脑细胞会因此无法得到充足的营养

并逐渐坏死，以致大脑的健康岌岌可危。

我的患者里有个上小学五年级的男生，他曾患慢性荨麻疹长达两年以上。

他看过皮肤科，涂过一段时间外用药，但症状始终不见消退。除了荨麻疹，他还有一个坐不住的毛病，并因为无法专心学习而苦恼。

我询问了他的饮食习惯，发现他喜欢买便利店里用小麦做的烘焙点心，在学累了的时候吃。另外，他平时吃面包和面条的次数非常多。

长期频繁地摄取麸质，已经在这个孩子的身体里埋下了许多隐患，如今这些问题正从多方面侵蚀着他的身体和大脑。

在这种状态下，孩子不可能专心学习。

由小麦引起的恶性循环

肠内环境变差

引起肠炎，出现"肠漏"

无法充分吸收营养，毒素渗入体内

出现精神症状和过敏性疾病

注意力和记忆力下降

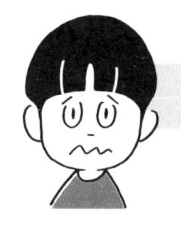

学习能力及其他能力下降

"忍不住想吃面包"的真正原因是麸质成瘾

麸质的另一个可怕之处，是它能让人上瘾。

麸质中含有外啡肽，而外啡肽的结构（氨基酸排列）和具有止痛作用的吗啡十分相似。

因此，长期吃点心、面包、面条等小麦制品，会让人产生难以抑制的"想吃更多"和"停不下来"的冲动。

这样看来，孩子忍不住想吃小麦制品并不是因为他们意志薄弱，而是这类食物的成瘾性对他们的大脑做了手脚。

前面提到的那个小学五年级的孩子，足足花了近半年时间，才摆脱了对点心和面包的依赖。

不过，他的荨麻疹在这期间有所好转，这给了他渐渐少吃麸质的信心。整个过程中孩子表现出的积极态度，还是非常值得称赞的。

就像这个孩子一样，一旦对麸质上瘾，就需要

花很长时间才能戒掉。将体内麸质完全清除所需要的时间，大约是三个月。

单凭毅力连续几个月不沾一点自己最喜欢的点心、面包、面条，这对成年人来说也绝非易事。

因此，可以考虑让孩子在上学那几天坚持不吃，然后在周末的时候少吃一点，或者从最开始的四天一吃，逐渐变成一周一吃，如此慢慢拉长间隔。

戒掉麸质，需要一个循序渐进的过程，以及家长和孩子的共同努力。

牛奶和酸奶——多数乳制品也是"有毒食物"

会引起肠道炎症的典型"有毒食物"并非只有小麦，以牛奶、酸奶为首的乳制品也在其列。

人类母乳里的"β酪朊"，是一种我们所有人都能轻松消化的蛋白质。

但牛奶、酸奶等奶制品里的"α酪朊"则不

同，α 酪朊难以被人类的消化酶分解。牛奶毕竟是别的动物的母乳。

特别对于大多数日本人来说，由于体内没有 α 酪朊的消化酶，喝牛奶后经常出现腹泻等不适症状。

研究表明，未被消化的 α 酪朊不但会引起"肠漏"，而且是过敏症的元凶。

尽管如此，从饮食中完全隔离牛奶和酸奶是不现实的。

也许我们可以换一种方式将它们保留下来。比如不再把吃酸奶当成每天必需的功课，而是偶尔为之。也不再把牛奶当水喝，而是只在做焗饭或炖菜的时候添加一些，有节制地享受其美味。

甜点和果汁会导致肠道炎症

肠道中存在着一种名叫念珠菌的常驻菌。

念珠菌平时不会作恶，但如果不断地大量摄

入念珠菌喜欢的含糖食物，增殖后的念珠菌就要作乱了。

念珠菌尤其喜爱以小麦粉为首的精制淀粉，以及白砂糖等单糖和双糖物质。它们通过"吃糖"长出长长的菌丝，在肠道里打洞，引起"肠漏"。这一点和麸质是一样的。

念珠菌的增殖会使肠道患上慢性炎症，减弱肠黏膜的屏障功能，使有害物质乘虚而入，加剧肠道环境的恶化。

念珠菌和麸质的另一个相似之处，是它同样可以对大脑发号施令，引起激素和味觉异常，以此让我们对甜点和果汁欲罢不能。

而当我们开始吃更多糖的时候，念珠菌就在肠道里大行其道，让炎症加速恶化。

对孩子的肠道健康来说，最可怕的莫过于麸质和念珠菌同时在肠道里为所欲为了。

"有毒食物" **2** 破坏血糖的调节机能

你是否曾因为孩子的心情大起大落而感到担心，并感叹为什么我们家的孩子情绪这么不稳定呢？

这种情绪上的激烈变化，很可能与血糖的剧烈变化有很大关系。

血糖是我们血液中的葡萄糖含量。

空腹时的血糖一般为 90 ～ 110mg/dl。这个数值会在进食后的一小时内逐渐上升，达到峰值时一般不超过 150mg/dl。之后，血糖会在 3 ～ 4 小时里缓缓下降，回到 90 ～ 110mg/dl 后趋于稳定。健康的血糖变化大致如此。

理想情况下，血糖会随着我们的一日三餐，呈现出三次平稳的起伏。

那么，血糖变化背后的生理机制是什么呢？

进食后，食物会被消化吸收，血糖随之上升。为了使上升的血糖降下来，胰腺会开始分泌胰岛素。

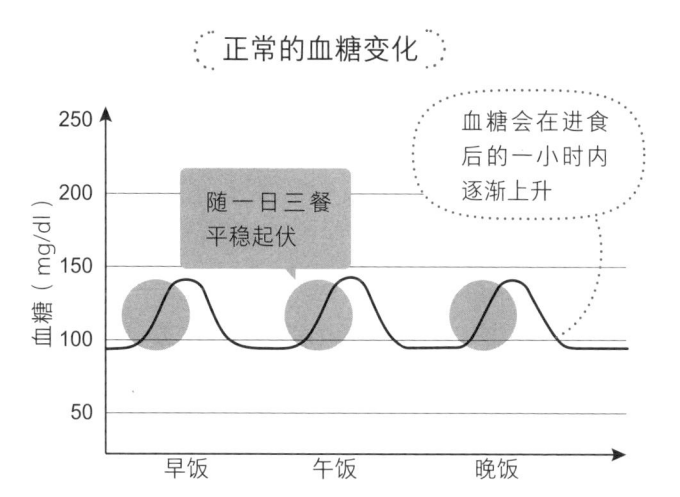

正常的血糖变化

血糖会在进食后的一小时内逐渐上升

随一日三餐平稳起伏

血糖（mg/dl）

250

200

150

100

50

早饭　　　午饭　　　晚饭

胰岛素的作用正是令血糖下降。

血糖下降后，我们的身体又开始分泌肾上腺素和皮质醇等激素，加强葡萄糖的供应（糖异生），以免血糖过低。

血糖不能过高，也不宜过低

健康的人的血糖，上升和下降都是平稳的。

与此相对的情况，是血糖在短时间内大起大落。血糖的剧烈变化不但会给身体带来很大负担，对精神的稳定也有影响，是不健康的。导致这种问题的原因，通常是个人体质和身体状况的差异，以及不良的饮食习惯。

我们摄入食物的种类和数量，会直接影响到血糖的上升速度。

食物含糖量较高的话，血糖的上升速度也会变快。此外，肠道炎症往往会加快身体对糖的吸收。

频繁摄入大量高糖食物，会使血糖不断在高峰与低谷之间乱窜，长此以往，身体的血糖调节机能将被破坏。

这就好比弹簧在受到反复激烈的拉扯以后失去了弹性，再也无法恢复原有的形状一样。

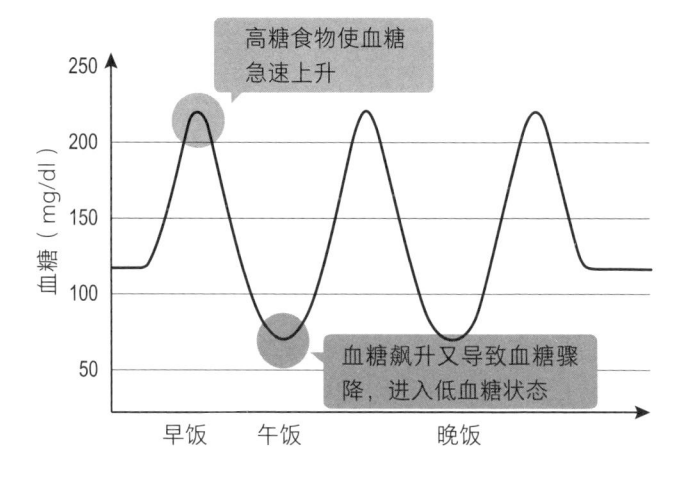

餐后高血糖导致血糖大起大落

高糖食物使血糖急速上升

血糖飙升又导致血糖骤降，进入低血糖状态

血糖（mg/dl）

早饭　午饭　晚饭

血糖调节机能受损后，身体会出现如下症状。

·身体分泌调节血糖高低的物质的能力减弱，血糖居高不下（糖尿病）。

·血糖骤降，甚至低于空腹时的低点（功能性低血糖）。

·摄入糖分也无法使血糖升高（反应性低血糖）。

即使在未成年人当中，血糖上升至180mg/dl 或

迅速下降至 60mg/dl 的情况也不少见。

进入低血糖状态以后，由于大脑能量供给不足，孩子往往会出现坐立不安、情绪焦躁、注意力不集中等情况。

也有孩子会变得昏昏欲睡，无精打采，在这种状态是没办法学习的。

就算逼着他们用功，结果也只可能是计算出错，或者无法理解题目的含义，就算他们自己有心学会，也是学不会的。

这也怨不得孩子，谁让大脑无法正常运转呢。

早上起不来床，可能是因为低血糖

早上起不来床，好不容易到了学校也提不起精神，一整天都昏昏沉沉。

放学回到家只想吃点心，晚饭却经常剩下。晚上学习时仍然不能集中，总是拖拖拉拉。睡眠质量

也不好，导致第二天还是起不来床。

你的孩子是否也有类似的情况呢？

相对于那些血糖忽高忽低的孩子，整天处于低血糖状态的孩子也不在少数。

他们有的是因为进食不足或营养不够，有的则是就算吃了东西，血糖也难以升高。

不论是哪种情况，低血糖都会导致葡萄糖无法被输送至大脑和身体各处。结果便是早上爬不起来、整天有气无力、面无表情、反应迟钝。

有个由父母领着来找我看诊的小学六年级男生，就属于这种情况。他为了考上理想的初中非常努力，可总是感觉身体乏力，打不起精神，特别是早上起不来床这件事，让他很是无奈。

我询问了他的饮食状况，发现这个孩子也经常吃点心和面包，对正经饭菜则兴趣不大，尤其是晚饭，总是剩下。

我建议他们尽量不要再吃小麦等含糖量高的食物，并向他们推荐了适合的营养疗法。

大约两周后，这个孩子已经可以早上自己起床了。

整天处于低血糖状态，可能是因为先天体质如此。但是对当今的孩子来说，更有可能是因为糖分摄入过多，导致营养失衡。

孩子的恢复力强，饮食上稍做改变，状况大多都会好转。

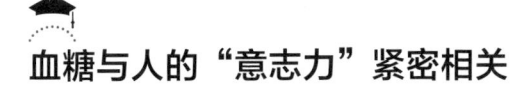

血糖与人的"意志力"紧密相关

血糖之于我们的意义并非只有数值上的高低，其"变动方式"也很重要。

在畅销书《自控力》中，就介绍了血糖的变动方式与自控力之间的关系。

学术上将这种关系称为"能量预算理论"。简单地说，当血糖处于上升趋势时，一个人更能够动用自己的意志力，反之当血糖处于下降趋势时，人的意志力也将变得薄弱。

根据这一理论，当我们通过进食使血糖处于

上升阶段时，我们更能够集中精力埋头学习，或者说我们更能够管住自己，不去把心思放在游戏等事情上。

而当血糖处于下降阶段时，我们的自控力也会变弱，学习会变得拖拖拉拉，或者干脆屈服于诱惑看起了漫画。

如上所述，血糖并不仅仅是一个数值，其变动方式可以对我们的意志力产生影响。

举个现实的例子。同样是血糖上升到 120mg/dl，如果是吃甜点后迅速上升的，胰岛素的即时分泌反而会使血糖骤降，从而使意志力失去用武之地；但如果是合理膳食后缓慢上升的，意志力将因此获得更大的施展空间。

大脑之所以会这样运作，是因为血糖下降会给大脑带来危机感，迫使其发出抑制能量消耗的信号。

如此一来，能量将被优先拿来维持生命，用于"自控"的能量就首先被切断了。

这就好比经济陷入低迷期，收入和存款都有减

少的趋势，这时候即使账户里的钱再多，人们也会倾向于量入为出。

因此，要想长时间持续地动用意志力，就不能让血糖猛地上升然后迅速下落，而是要让它在较长一段时间里稳步上升，然后缓缓下落。

不过据我观察，就很多孩子的饮食习惯而言，血糖的大起大落恐怕是不可避免的。

特别是那些经常拿含糖量高的点心当加餐的孩子，血糖变化像坐过山车一样，有时甚至会因为血糖下降过猛而陷入低血糖状态。这样的话，也就怪不得孩子们学习时不专心又拖沓，一不留神就去看漫画了。

有的家长可能会认为，"只要有决心、有毅力，就一定能学好"。

但事实上，那种能够拿出决心和毅力的精神状态，原本也是从孩子的食物里得来的。

"有毒食物" 3 夺走营养，留下毒素

不建议给孩子吃太多糖，不仅仅是因为那会使他们的血糖大起大落，让他们提不起精神和无法专注，还因为过量摄入糖分有一个更大的弊端，那就是会夺走孩子身体所需的营养。

大量摄入糖分会使血糖迅速上升，而这会促使我们的身体分泌出可以降低血糖的胰岛素。胰岛素会使血糖迅速下降，这是之前讲过的。

多数情况下，血糖下降过猛会使我们进入低血糖状态，而这样一来，身体又会分泌出肾上腺素和皮质醇以使血糖回升。整个过程就像在打弹珠一样。

问题在于，身体为了制造这些激素，势必要消耗掉维生素、矿物质、ω-3脂肪酸等营养物质。

换句话说，当我们摄入大量高糖食物，使血糖忽高忽低时，也白白消耗了许多用于制造激素的营养。

这部分营养如果无法从食物中获取，就需要从我们自己的身体里抢，结果便是营养不良的情况越发严重。

喝牛奶反而"伤骨伤身"

孩子如果摄入肉类和鱼类食物不足，身体就会拿走肌肉里的蛋白质，或体内其他的陈旧蛋白质，重新使用。

这就好比在翻建和修缮房屋的时候，直接拿废材旧料充当建材，长此以往，房子只会变得越加千疮百孔。

我们的身体也是一样。肌肉量会越来越少，剩余的肌肉质量还会越来越差。

蛋白质是这样，其他的营养也是这样，一旦供给不足，就会拆东墙补西墙。

比如可以使骨骼强健的钙，公认的最方便的补钙方法就是喝牛奶，所以很多家长都会给孩子喝。

但是要想打造出结实的骨骼，光补钙是不够的。为使钙沉积在骨骼上，镁必不可少。然而牛奶中的镁含量非常低。如果说钙、镁的最佳摄入比是 2∶1 的话，牛奶中 11∶1 的含量比就很不理想了。

在没有合理补充镁的情况下，大量饮用含钙过剩的牛奶，会使体内的钙浓度直线上升，增大患脑

细胞炎症的风险。

为避免脑细胞坏死，身体只好过度排泄掉体内的钙。这种状况持续下去，别说增强骨质了，身体反而会变得不堪一击。

不光是蛋白质和钙，每种营养都可能因为供给不足而成为身体"掠夺"的目标。

摄入营养，均衡、适量是关键。

哈佛大学发现的那些会使智力下降的食物

我们平时购买的食物，大多是以"对成年人没有危害"的标准在销售的。

但这并不能保证它们"对儿童"也是无害的。

如果我说一些食物正在对你的孩子的智力构成不良影响，你会作何感想呢？

家兄菊池洋匡在前言中引用的那篇论文（哈佛大学，菲利普·格朗让博士）指出，持续摄入某些

重金属、化学物质和农药，可能对孩子的神经系统造成不良影响。

据推测，因铅暴露引起的智力下降问题，在全美2550万0～5岁的孩子当中，占到了2294万人。

虽然平均下来每个孩子的智商下降幅度不足1个点，但孩子们的大脑正在不经意间受损却是事实。

此外，甲基汞和有机磷农药对儿童智力造成的伤害，也分别达到了总计159万点和1689万点。

体内检出砷含量越高的孩子，越有可能出现智力下降的问题，这在格朗让博士的另一篇论文中也得到了证实。

不光是智力下降，食物中的铅、汞、砷等重金属，以及多氯联苯和甲苯化合物，还是导致各种（疑似）发展障碍的元凶。

这些有害物质中最需要日本人注意的就是汞。日本人喜欢吃的金枪鱼等大型鱼类的体内均含有汞。

鱼类富含对人体有益的 ω-3 脂肪酸，是一种我们应该积极摄入的食材，但金枪鱼等大型鱼类却不宜过多食用。

此外，工业上使用的绝大部分化学物质和农药，

也都是会损伤孩子大脑的"毒素"。特别是有机磷农药，对大脑的危害极大。

日本市场上出售的蔬菜水果，大都使用农药种植，且投放浓度高于其他发达国家，因此普遍存在农药残留的问题，需引起注意。

还有一种情况，就是家长对食物的安全性无权干涉，只能别无选择地让孩子吃下有危害的食物。

根据某机构 2020 年 2 月公布的数据，在 14 种学校提供的面包类食品中，有 12 种检测出了农药物质——草甘膦。

当然了，即使是那些有问题的面包，农药含量也是"食用后不会立即产生影响"的程度。该起事件发生后，"不会立即产生影响"曾一度成为社会流行语。

虽然"不会立即产生影响"，但若此类物质在体内堆积，便有可能损伤孩子的大脑，使智力下降。

我们在购买食品时，一定要查看生产厂商和生产方式。就算不可能从所有原料中完全排除毒素，也要先搞清楚原料的来源和种植方法再吃。

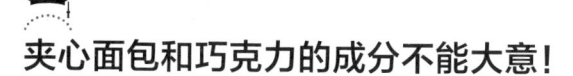

夹心面包和巧克力的成分不能大意！

制造烘焙糕点和夹心面包时经常会用到人造黄油和起酥油，而这两种原料中都含有大量的"反式脂肪酸"。

反式脂肪酸在人体内不易被转化成能量，因此，当我们摄入太多含反式脂肪酸的食物后，身体为了强行将其代谢，就会额外消耗一部分维生素和矿物质。

鉴于此，许多国家和地区已开始呼吁消费者提高警惕，并对反式脂肪酸的使用量及标注方式进行了明确规定。

例如德国，就对含反式脂肪酸的人造黄油采取了禁止生产的态度。丹麦、瑞士、奥地利、加拿大等国家也有明确规定，要求人造黄油等油脂中的反式脂肪酸含量不得超过 2 %。

在阿根廷、乌拉圭、巴拉圭、巴西、韩国、中国大陆、中国香港、中国台湾等国家和地区，食品包装上必须注明反式脂肪酸的使用情况。而在美国，

一些州会严禁餐饮店使用反式脂肪酸，部分地区的限制和管控力度还要更严格。

遗憾的是，日本以"反式脂肪酸的日常摄入量较少"为由，并未出台任何严管措施。

近年来的研究发现，加工反式脂肪酸时添加的氢元素，会导致产生一种名叫"二氢维生素"的副产物，这种物质对人体的危害恐怕还要在反式脂肪酸之上，摄入后可能会引起脑卒中、糖尿病、肾功能障碍等疾病。

近年来，随着人们对反式脂肪酸毒性认识的增强，以及制造企业的努力，低反式脂肪酸含量的食品逐渐增多，也出现了一批标注有"无反式脂肪酸"字样的商品。这确实是个好的趋势。

不过，针对二氢维生素，目前还没有商家给出"零添加"或"减少添加"的承诺。

对于我们消费者来说，也只好在购买时自行想象，"没有标注"究竟是"有添加"还是"没有添加"了。这便是信息不透明造成的困扰。

如果一种商品的配料中明确含有"人造黄油""起酥油"或"涂抹脂肪"，说明其含反式脂肪

酸和二氢维生素的概率较大，购买时应谨慎。

另外，巧克力食品的配料表中经常能看到"植物油"这种物质。这里的"植物油"，一般指的就是棕榈油。

含棕榈油的食品，是毒性不亚于反式脂肪酸的"有毒食物"。

棕榈油取自热带雨林中生长的油棕树，除了用于食品加工外，还能用来生产肥皂和燃料。

科学家们利用老鼠来检测棕榈油的毒性，发现过度摄入棕榈油会增加患癌症和脑卒中的风险，并可能引起高胰岛素血症和内分泌失调等症状。

作为食品原料，棕榈油被用于生产巧克力、小食点心、冰激凌和冷冻食品。它还是外卖产业中的油炸用食用油。

需要注意的是，小食点心和即食油炸食品里的油大都已经氧化。因过度加热而氧化的油，是一种致癌物质，对孩子的身体危害极大。

即使标有"无添加"和"未使用添加剂", 也不能掉以轻心

甜味剂、香精、色素、防腐剂、防氧化剂，这些是加工食品中常见的添加剂，它们可以改善食物的色、香、味，或延长其保质时间。

同时，这些添加剂也是肠道炎症的致病原因。

在添加剂问题上，日本的态度是没有明确依据就不会禁止使用，因此在众多发达国家中，日本允许使用添加剂的种类是较多的。

比如在生产点心和沙冰时会使用的糖浆，其中就含有被称为"红色2号"和"红色3号"的色素。这些从石油中提取的焦油色素，在欧美被视为癌症和荨麻疹的致病原因，是被禁止或限制使用的。

又如随处可以买到的油炸食品，其中含有用于提鲜的"氨基酸"等添加剂。不光是油炸食品，无骨鸡肉、法兰克福香肠、鸡块等加工食品中也大都含有添加剂。

还有一类含添加剂很多的食品是"整形肉"。整形肉是以碎肉为原料，用磷酸盐等化学物质"黏合"而成，形状、口感与普通肉食相似的加工食品。为做出肉的鲜味，整形肉会使用多种人工调味料。

另外，市场上能见到一些印有"无添加"或"未使用添加剂"字样的商品，消费者常常认为这类食品是不含任何添加剂的。

实际上，印有这些字样并不等于"没有任何添加剂"。在一些情况下，没有添加"色素"但使用了"防腐剂"的商品，也可以打上"无添加"的标签（详见第 4 章）。

关于添加剂的安全性，目前还有待研究，不过，凡是有可能被归为"有毒食物"的商品，我们都应该尽可能地敬而远之。

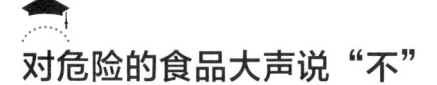

对危险的食品大声说"不"

我们都希望孩子吃得健康，但有些时候，想买到安全放心的食品也不是一件容易的事。

原因在于商家提供的信息，并不足以让我们做出判断。

以转基因食品的标识管理制度为例。按规定，当某商品使用了转基因原料时，有必要在标签上注明"转基因"字样的，仅限"含量排在前三位"且"含量超过 5 ％"的原料。

换句话说，即使一种加工食品使用了转基因大豆或玉米，但如果其含量排在第四位以后，或含量不足 5 ％，就无须注明其转基因属性。

这不禁让人怀疑，某些"想控制成本，又不愿注明转基因"的商家，会故意将多种"含量低于前三"且"不足 5 ％"的转基因原料混在一起使用，以此逃避标注义务。

相反，注明"非转基因"时，考虑到生产中意外混入转基因原料的情况，只要含量低于5％就可以注明"非转基因"。对此，有人批评说"这个比例太高了"。

　　针对这一呼声，自2023年起，相关规定将更改为仅在未检出（接近0％）的情况下可以标注"非转基因"。

　　由此可见，只要我们加强对危险食品的认识，并敢于大声说"不"，就有可能让世界上的危险食品越来越少。特别是在当今这个时代，网络的普及让我们这些普通人也不难发出声音。

　　进而，如果我们都去购买安全食品，就能让那些生产安全食品的企业站稳脚跟，就结果而言，是方便了我们自己购买到安全的食品。

　　只要我们齐心协力，一定能更好地保护到每个孩子的健康和学习能力。

　　让我们一起守护孩子们的饮食安全吧。

　　也希望有更多人能加入这个行列中。

第 2 章
要点总结

- "有毒食物"会引起肠道和大脑的炎症，降低学习能力和专注力。

- 要小心用小麦做成的面包、面条，以及大多数乳制品！

- 血糖的变动方式关系着孩子的"自控力"。

- 吃含糖量高的点心会让血糖大起大落。

- 重金属、化学物质和农药残留会降低孩子的智力。

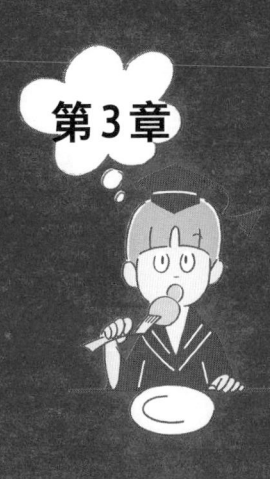

激发孩子潜能的『有益食物』

第3章

从"有毒食物"到"有益食物"的三个要点

相对于夺走孩子能力的"有毒食物"，我们称那些富含营养、能提升孩子能力的食物为"有益食物"。

那么，什么样的食物是能让孩子从"中毒"中恢复过来，并能最大限度地激发潜能的"有益食物"呢？

在这一章中，话题将围绕着调节饮食的三个要点展开。不论你的孩子处在怎样的状态，这三个要点都能帮你找到适合的调节方案。

从"有毒食物"到"有益食物"的三个要点：
　　①抑制炎症，让身体可以吸收营养。
　　②平稳调节血糖值。
　　③均衡摄入不易补充的营养。

"有益食物" ① 抑制炎症，让身体可以吸收营养

对于患上"新型营养不良"的孩子来说，当务之急是要消除肠道炎症。

虽然补充亏空的蛋白质、矿物质等营养也很重要，但治疗肠炎应该是排在第一位的。

有肠炎的孩子尤其不能吃太多蛋白质，因为这样反而会给身体造成负担。

因为长期较少地摄入蛋白质，会让孩子体内缺乏能够大量消化蛋白质的酶，这时候吃太多蛋白质，就会刺激到身体，引起胃胀或腹泻等不适反应。

所以首先要消除炎症，让肠道恢复健康。

为此，我们要尽可能地让孩子远离那些会导致肠道炎症的食物。

能够引起肠道发炎的麸质，在不同种类面粉中的含量是不一样的，从少到多依次是低筋粉、中筋粉、高筋粉。常见的低筋粉食物是曲奇和小食点心，

中筋粉食物是乌冬面，高筋粉食物是面包和面条。

麸质有很强的弹性，用麸质做成的面包和面条吃起来松软又有嚼劲，很多孩子都喜欢这种口感。再加上小麦食品的种类繁多，我们总会习惯性地买一些。

当然了，一下子给孩子断掉所有小麦食品，或者想让孩子完全靠自觉不去吃，都是不现实的。这就需要我们有意识地，一点一点地减少孩子的小麦食物摄入量。

作为小麦的替代品，我推荐给孩子吃米粉。比如可以用米粉做面包或烤饼。将米粉和太白粉1:1混合后加水和成糊，也能给油炸食品包浆。用米粉做浆的法式黄油烤鱼，外皮酥脆，非常好吃。做咖喱或炖菜时，也可以用米粉代替小麦粉给汤汁增稠。

除米粉外，相对容易买到的小麦替代品，还包括以大米为原料的河粉，用绿豆或土豆淀粉做成的粉丝，用大米、藜麦、小米和稗子做成的无麸质面条，以及十割荞麦面。大家可以多做尝试。

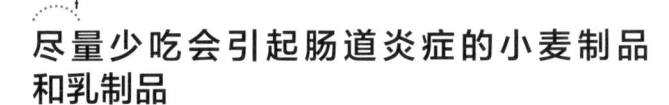

尽量少吃会引起肠道炎症的小麦制品和乳制品

上一章讲到，牛奶、奶酪、酸奶等乳制品里的 α 酪朊是引起肠道炎症的元凶，应尽量少吃。

不过，要是在禁食小麦食物的基础上，再把所有乳制品断掉，采购食材时就太受限了。

对此我的建议是，可以适当减少乳制品的摄入频率，在"不给肠胃造成负担"的范围内，把它们当成一种"非必需的美味"来享用。

在此需要补充说明的是，黄油中几乎不含 α 酪朊，其主要成分是乳脂，而且富含维生素 A 和 D。维生素 A 可以增强皮肤黏膜完整性，也是维持视力的必要营养素；维生素 D 可以促进钙的吸收。

奶酪也是一种营养价值极高的食品。它不仅富含钙质，还含有能让大脑保持清醒的酪氨酸、修复受损细胞所必需的锌等矿物质以及铁。不妨每周让孩子吃 2 ～ 3 次，每次吃 20 ～ 30 克左右。

购买黄油和奶酪时，建议大家选择草饲黄油和草饲奶酪。所谓"草饲"，是指其原料，也就是牛奶，取自"放牧饲养"的奶牛。这类乳制品虽然价格偏高，但品质优异，吃起来放心。

此外，马苏里拉奶酪和帕尔玛干酪粉（可抑制小肠内有害菌增殖的奶酪）也值得推荐。购买时应选择配料中不含"纤维素"等添加剂的产品。

不过，被诊断为"乳糖不耐受"的孩子，以及吃奶酪会引起腹胀等不良反应的孩子，还是要尽量避免吃乳制品。

补充乳酸菌，最好吃"自制的豆乳酸奶"

我们都知道，酸奶中的乳酸菌可以调理肠道环境，是一种益生菌。

孩子需要摄入乳酸菌，但市面上的酸奶大都含有人体难以消化的 α 酪朊，以及白糖和各种添

加剂。

这样一来，摄入乳酸菌就不再是单纯有益的，而是附带了许多有害因素，所以我不建议"为了健康经常给孩子吃酸奶"。

作为替代方案，我推荐使用豆乳，在家里自制豆乳酸奶。

方法很简单。制作前准备好一台酸奶机、一瓶无农药豆乳，以及活的乳酸菌。向 1 升豆乳中加入 3 克乳酸菌，将温度设定在 29℃，放置 10 个小时，美味的豆乳酸奶就做好了（豆乳的凝固温度会因乳酸菌的种类而改变，这点需要注意）。

吃豆乳酸奶时，可以给孩子适量地加一些果醋。果醋的做法也很简单，将柠檬、苹果等孩子喜欢的水果，同食醋、蜂蜜按 1∶1∶1 的比例，先后倒入消过毒的玻璃瓶中，每天摇晃搅拌一次，一周左右就做好了。吃的时候，按喜好把果醋和酸奶拌在一起，非常美味。也可以用果醋兑碳酸水，当饮料喝。

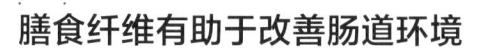

膳食纤维有助于改善肠道环境

要想让肠道更好地蠕动，让营养更容易吸收，就要先改善肠道环境。而在这一过程中起到重要作用的，就是膳食纤维。

膳食纤维分为"水溶性"和"不溶性"两种。

水溶性膳食纤维遇水后变成糊状，在胃肠中移动缓慢，因此具有使血糖稳步上升的特性。水溶性膳食纤维还是肠道内乳酸发酵的材料，有助于改善肠道环境。

＜富含水溶性膳食纤维的食材＞

蔬菜：牛蒡、黄麻叶、洋葱、大蒜、山芋、山葵、芋头、魔芋。

海藻：裙带菜、海莴苣、海苔、羊栖菜、海蕴、海藻根、白海带、洋菜。

水果：牛油果、苹果、猕猴桃。

其他：金针菇、纳豆。

豆类中富含的不溶性膳食纤维遇水后会吸收水分，因此具有增加排便量、使排便通畅的作用。不溶性膳食纤维还能吸附肠道内的农药、重金属和有害化学物质，之后通过大便排出体外。

< 富含不溶性膳食纤维的食材 >

扁豆、鹰嘴豆、豆腐渣、小豆、栗子、豌豆、糙米。

不论是水溶性膳食纤维还是不溶性膳食纤维，对改善肠道环境来说都必不可少，应积极摄入。

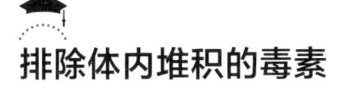

排除体内堆积的毒素

长期吃"有毒食物"，毒素会积聚在孩子体内。

不过请放心，只要让孩子摄入"硫化丙烯"和"异氰酸盐"等解毒成分，就能将毒素排出体外。

硫化丙烯是洋葱中的辛辣成分，切洋葱时会感觉辣眼睛，正是因为硫化丙烯。硫化丙烯具有挥发性，因此会从洋葱的切口处气化并进入我们的眼睛里，让眼睛发痛。

要想充分发挥硫化丙烯的解毒作用，就要生吃洋葱。比如在做沙拉时，水洗生洋葱虽然能去掉辣味，但也会使宝贵的硫化丙烯流失，多少有些得不偿失。

可能的话，还是要让孩子忍着辣味生着吃。除洋葱外，大蒜、大葱等其他百合科植物中也含有硫化丙烯。

异氰酸盐是白萝卜中的辛辣成分，其在靠近萝卜尖端、口感更辣的地方含量最高。异氰酸盐同样具有挥发性，因此将白萝卜捣成泥以后，异氰酸盐的含量会逐渐减少；要想尽可能多地摄取异氰酸盐，就要做到现捣现吃。除白萝卜外，卷心菜等其他十字花科的蔬菜中也含有异氰酸盐。

每天做饭时积极使用这些食材，就能帮助孩子清除体内的毒素了。

< 富含硫化丙烯的食材 >

百合科：大蒜、洋葱、韭菜、大葱、小葱、芦笋。

< 富含异氰酸盐的食材 >

十字花科：卷心菜、紫甘蓝、油菜花、西兰花、菜花、水菜（日本特有）、油菜、白菜、小白菜、大头菜、白萝卜、萝卜苗、小萝卜。

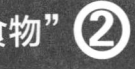 **"有益食物" ② 平稳调节血糖值**

从"有毒食物"向"有益食物"转变的第二个要点，是要让血糖的变化尽可能平稳。

为了让孩子的情绪稳定下来，能够动用自己的注意力和精力，调节血糖至关重要。

含大量麸质的面包，不但是一种会引起肠道炎

症的典型的"有毒食物"，而且还是一种会搅乱血糖的典型的高糖食物，能少吃一定要少吃。

如果家里以面包为主食，那么每天至少有一顿饭要替换成米饭。

米饭虽然也是碳水化合物，但是对血糖的影响要比面包平缓。不过一次吃太多米饭同样会使血糖飙升，这点要注意。

每餐的米饭摄入量，大致以"孩子的拳头大小"为标准就可以了。

用笹锦糙米替代面包

说是吃"米饭"，大米也分很多种。

为了尽量减缓血糖的上升速度，我们有必要先了解一些和大米有关的知识，比如淀粉的种类。

大米里含有两种淀粉，即"直链淀粉"和"支链淀粉"。不同品种的大米，这两种淀粉的含量比也

会不同。

相比支链淀粉，直链淀粉需要更久的时间被消化吸收，因此，一种大米含直链淀粉的比例越高，摄入后血糖上升得越缓慢。给孩子当主食的大米，应该是直链淀粉含量高的品种。

另外，直链淀粉含量低的大米，通常具有更高的黏性和甜度。以糯米为例，糯米吃起来又黏又甜，是因为它几乎全由支链淀粉组成，直链淀粉的含量极少。若论促使血糖升高的能力，糯米绝对是大米中的佼佼者。

不过我想很少有人天天吃糯米年糕吧，偶尔吃一次是不会有问题的。把它当作一种偶尔能一饱口福的大米食品就好。

此外，粳米也是一种黏性和甜度较高的——换句话说，直链淀粉含量较低的大米。

相比之下，直链淀粉含量高的大米黏性小，吃起来是一粒一粒的，适合做成抓饭和炒饭。

高直链淀粉的代表品种是笹锦米。

笹锦米按照精米程度，又可以分为三割米、五割米、七割米等很多种[①]。在这里，我推荐给孩子吃精米程度较低的笹锦糙米。比起白米，糙米里含有更多的膳食纤维和 B 族维生素。

然后，比糙米更适合给孩子吃的，是发芽糙米。发芽糙米是长出了少许芽体的糙米，营养价值更高。发芽糙米需要的浸泡时间比普通糙米短，因此更方便焖煮，也更容易消化，幼儿也能吃。

不过要注意，糙米的"米糠"上可能有农药残留，因此糙米在拥有较高营养价值的同时，也可能具有较高的毒性。给孩子吃糙米和发芽糙米，一定要选择低农药和无农药的产品。

---

① 三割，意思是大米经过碾磨之后剩下的米芯只有原来的 30%。比如，我们平时生活中吃的米饭，只是磨去了 10%，剩下的是 90%，用日语来说就是"九割"。也就是说，割数越高，代表精米程度越低。
——编者注

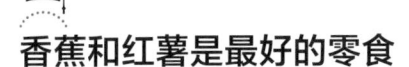

香蕉和红薯是最好的零食

甜食是妨碍孩子保持血糖稳定性的大敌。

市面上销售的甜食，大都含有绵白糖、细砂糖和黄砂糖这三种最不健康的糖。特别是含糖量高的软糖、奶糖、巧克力、曲奇和冰激凌，应尽量避开。

作为替代品，我们可以给孩子吃红薯类食物和水果。

另外，做饭时如果想添加甜味，建议用蜂蜜和枫糖取代砂糖。

水果和蜂蜜中虽然也含有果糖和葡萄糖，但只要不过量摄入就不会有问题。相比之下，这些食物中的维生素、矿物质、膳食纤维和抗氧化成分，能为孩子的健康带来更多的助益。

除了当加餐，红薯类食物和水果也可以在饭后当甜点少吃一点。

顺带一提，香蕉是一种我特别建议给孩子吃的水果。

香蕉富含 B 族维生素，吃香蕉有助于消除疲劳。香蕉里还均衡含有能快速转化成能量的优质葡萄糖，以及需要一定时间才能消化的糖类，因此吃香蕉可以带来饱腹感。

另外，富含膳食纤维的红薯干和蒸红薯，也都是值得推荐的零食。

要小心拌料和酱汁里的糖

市面上销售的拌料、酱汁和即食食品中，含有大量的白砂糖。

以烤鸡肉为例，买的时候不要选酱烤的，而是要选盐烤的，这样能减少对砂糖的摄入。

在家里做鱼做肉的时候，也要避免做成甜味噌、照烧或寿喜烧口味的，应尽量使用盐、酱油、醋、姜蒜和香料来料理。紫苏梅肉和香草烤肉都是值得推荐的做法。

在外用餐时，如果有拌料，也要少放。可以要求店家将食材和拌料分开盛放，以便我们控制用量。

"有益食物"③　均衡摄入不易补充的营养

除了"给肠道消炎"和"调节血糖"，孩子还需要均衡摄入各种不易补充的营养。

前文提到，酶在人体吸收营养的过程中扮演着重要的角色，而人体中绝大部分的酶是由蛋白质构成的。

对 3 ～ 7 岁的孩子来说，每天至少需要摄入蛋白质 20 ～ 25 克，8 ～ 11 岁需要摄入 30 ～ 40 克，12 ～ 17 岁和成年人一样约为 50 克。

这个摄入量仅仅是最低标准，建议摄入量是在此基础上再增加 10 ～ 20 克，达到每天 60 ～ 70 克。

蛋白质会被很快代谢掉，因此一日三餐都要积极摄入。

蛋白质的主要来源，是肉类和鱼类等动物蛋白。

总的来说，蛋白质分为"动物蛋白"和"植物蛋白"。动物蛋白相比豆类等植物蛋白更容易被人体消化吸收。

大豆制品也是重要的营养来源，但摄入时应以容易消化的动物蛋白为主。

肉类和鱼类不仅富含蛋白质，还含有多种大脑和身体所需的维生素和矿物质。既然每种营养都不可或缺，我们就更应该让孩子做到不偏食，不挑食。

能让大脑和身体动起来的动物蛋白该怎样吃

【鱼】摄入目标：每天都吃

每餐摄入标准：70克以上（手心大小）

鱼的油脂中含有能提升记忆力的 DHA[①]。DHA

[①] DHA 一般指二十二碳六烯酸，是人体所必需的一种多不饱和脂肪酸，在鱼油中含量较多。——编者注

无法在人体内合成，必须从食物中摄取。

研究表明，人体内 DHA 的减少会导致神经组织的机能低下和记忆力下降，并使人变得易冲动，具有攻击性。

曾有人对 41 位 19～30 岁的面临毕业考试的日本学生进行了一项实验，内容为每天服用 1.5～1.8 克 DHA，为期 3 个月。结果显示，服用 DHA 的人相比未服用人群呈现出敌意下降的倾向。

另一项针对 166 名 9～12 岁的小学生的研究显示，相对于男生在服用 DHA（3.6 克 / 天）后未出现明显变化，女生的冲动性和肢体攻击性均得到了显著的抑制。

DHA 对大脑的益处已在多项研究中得到验证，这足以说明其作为营养素的价值。

【鸡肉】摄入目标：每周 4~5 次
每餐摄入标准：70 克以上（手心大小）

鸡肉容易消化，富含修复受损细胞所需的维生素 B3（烟酸），可以晚饭的时候吃。另外，鸡肝中

含有大量的铁，吃鸡肝补铁是再合适不过的了。

【鸡蛋】摄入目标：每周 3 次以上
每餐摄入标准：80 克以上（一个半）

鸡蛋富含能提高记忆力和思维能力的卵磷脂，而且是一种性价比很高的蛋白质来源。对于不爱吃肉和鱼的孩子，可将鸡蛋作为替代的蛋白质来源，每天摄入。

【猪肉】摄入目标：每周 2 次
每餐摄入标准：70 克以上（手心大小）

猪肉中富含维生素 B1。维生素 B1 具有较强的耐热性，摄入维生素 B1 可以促进人体的能量代谢。

【牛肉】摄入目标：每周 1 次
每餐摄入标准：80 克以上（手心大小）

牛肉是一种非常好的食材，吃牛肉可以补充孩子容易缺乏的铁，以及修复受损细胞所需的矿物质——锌。

用带骨肉炖汤补充蛋白质

充分摄入蛋白质十分重要，但如果孩子平时很少吃鱼和肉，突然增加蛋白质的摄入量可能会引起胃胀和腹泻等症状。

这是因为长期的蛋白质摄入不足，使体内缺少了消化蛋白质的酶，从而导致肠胃的消化能力下降。

遇到这种情况，建议不要一下子给孩子吃太多肉，而是要设法让蛋白质变得容易吸收。

比如可以把带骨的鸡肉、猪肉、牛肉或鱼肉炖成"肉骨汤"。如此一来，蛋白质变成了汤里容易吸收的氨基酸，就不会对肠胃造成负担了。

肉骨汤里不但含有能抑制炎症并修复肠黏膜的氨基酸，还富含钙、镁等矿物质，营养价值可以说无可挑剔。

制作方法也很简单。将鸡翅尖和翅根连同蔬菜一起放进锅里，炖2～3个小时，最后撇去浮沫，放一点盐就可以起锅了。这样清汤吃就很好吃，或者用味噌和咖喱来调味也不错。

可以提升能力的 10 种营养素该什么时候吃

吸收营养需要酶，而酶是由蛋白质构成的，因此一定要让孩子多吃鱼和肉——想必大家对此已经有了充分的认识。

其实蛋白质还有另一个非常重要的作用，那就是用来制造大脑的神经细胞和传导物质。

更确切地说，用作制造材料的是分解蛋白质后获得的小分子氨基酸。

蛋白质由总共 20 种氨基酸相互结合而成，其中色氨酸等 9 种氨基酸无法在人体内合成，必须通过进食获取。

这 9 种氨基酸被称为"必需氨基酸"。对儿童来说，精氨酸也是必需氨基酸，所以一共是 10 种。

我们吃下蛋白质后，胃里的消化酶会将其分解成氨基酸，之后氨基酸会被肠道吸收，经由血液抵达身体各处。

运送至大脑的氨基酸会先被转化成多巴胺、血

清素和 GABA[①] 等物质，然后进入大脑内部。

在这里经过更多轮的化学反应后，这些物质会被最终制成各种传导物质。正是这些传导物质左右着孩子的情绪和记忆力。

除氨基酸外，另一种对大脑功能起着决定性作用的营养素是"脂肪"。

人的大脑 60% 由脂肪构成，因此，要想培养出优秀的大脑，就必须摄入优质的脂肪（油脂）。

不过，仅仅做到摄入是不够的，为了充分利用氨基酸和脂肪，我们还需要考虑摄入效率和摄入时机，并同时摄入足够多的矿物质和维生素。

接下来，我将从众多营养物质中筛选出 10 种"可以提高孩子的能力"的营养素，并对它们的作用和摄入方法加以介绍。

【能提升脑力、改善精神状态的营养素和食物】
1. 提高专注力
◇营养素：酪氨酸（氨基酸）。

---

① GABA 是 γ-aminobutyric acid 的简称，一般指 γ-氨基丁酸，其对胰岛 β 细胞和中枢神经细胞具有保护作用，能预防和逆转 1 型糖尿病。——编者注

◇食物：奶酪、鸡蛋、肉类、香蕉、牛油果、芝麻、大豆。

◇摄入时机：需要集中精力的 30 分钟前。

酪氨酸是氨基酸的一种，可以用于合成多巴胺等神经传导物质，以及去甲肾上腺素、肾上腺素等和注意力有关的激素。

酪氨酸可以放松心情，使头脑清醒，一日三餐都应积极摄入。

2. 静心凝神（稳定情绪）

◇营养素：色氨酸（氨基酸）。

◇食物：猪肉、鸡蛋、香蕉、小鱼干、奶酪、鸡胸、鲣鱼。

◇摄入时机：需要放松的 2 小时前、晚饭时。

色氨酸也是氨基酸的一种，由于无法在人体内合成，必须从食物中获取。

摄入色氨酸可以促进血清素分泌，而血清素具有使人放松的特性。此外，色氨酸还能提高睡眠质量，令人早起时精力充沛，因此适合在晚饭时摄入。

3. 提高记忆力

◇营养素：ω-3 脂肪酸。

◇食物：亚麻籽油、紫苏籽油、胡桃、沙丁鱼、青花鱼、生蚝、贻贝。

◇摄入时机：晚饭时。

ω-3脂肪酸能够提高记忆力，而且是修复大脑和身体所必需的营养素。此外，ω-3脂肪酸对改善抑郁等情绪低迷的状态有显著效果。

研究显示，让患抑郁症的孩子服用ω-3脂肪酸16周以后，症状明显有所改善。

ω-3脂肪酸存在于沙丁鱼、青花鱼、生蚝、贻贝等海产品中。

用亚麻籽油拌沙拉或者做汤也可以补充ω-3脂肪酸，但要注意亚麻籽油是不耐热的，使用时应尽量避免加热处理。

ω-3脂肪酸可以在睡眠期间促进大脑和身体的修复，因此最好在晚饭时摄入。

4. 提升学习劲头

◇营养素：BCAA（氨基酸）。

◇食物：鸡胸、鸡腿、鸡蛋、纳豆、豆腐。

◇摄入时机：想要提升学习劲头的2小时前，以及早、晚饭时。

BCAA 也是一种人体必需的，但无法在人体内合成的氨基酸。BCAA，即 Branched Chain Amino Acid（支链氨基酸）的简称，是亮氨酸、缬氨酸和异亮氨酸这三种必需氨基酸的统称。

BCAA 具有保持肌肉量和维持体能的作用，而体能是学习劲头的来源。经常运动的孩子尤其应该积极摄入 BCAA。

5. 提高思维能力

◇营养素：GABA。

◇食物：发芽糙米、西红柿、土豆、茄子、葡萄、橘子。

◇摄入时机：每天的主食；葡萄和橘子可当零食。

GABA 也是一种氨基酸，它可以让大脑内兴奋的神经镇静下来，从而使大脑高速运转，提高思维能力。

发芽糙米中 GABA 的含量是普通糙米的好几倍。可以用发芽糙米代替普通大米作为主食，或将它们混在一起焖煮。

葡萄和橘子里也含有 GABA，可以在学习间隙吃一点。

【有助于消除疲劳（能量代谢）的营养素和食物】

6.促进疲劳消除营养素：B 族维生素

◇食物：甜菜、奇亚籽、猪肉。

◇摄入时机：晚饭时。

B 族维生素是人体必需的一类营养素，它们可以确保酶正常发挥作用，并在激素和神经传导物质的合成中起辅助作用。B 族维生素还可以缓解因学习造成的大脑疲劳，并具有减轻口腔炎症的作用。

晚饭时摄入 B 族维生素，可以有效缓解身体和精神上的疲劳。

7.补充体力

◇营养素：糖类（三大营养物质[①]之一）。

◇食物：发芽糙米、红薯。

◇摄入时机：主食、零食。

长时间专注于学习，没有充足的体力是不行的。从发芽糙米和红薯中摄取的优质碳水化合物将成为孩子动脑时的能量来源。

可以将糙米、发芽糙米和大米混在一起焖煮，这样孩子会更容易接受。红薯可以作为正餐的副食，

---

① 三大营养物质包括糖类、脂肪和蛋白质。——编者注

或添加在孩子的零食中。

8. 缓解眼部疲劳

◇营养素：维生素 A。

◇食物：鸡肝、橘子、胡萝卜、黄麻叶、菠菜、鸡蛋（蛋黄）。

◇摄入时机：鸡肝偶尔吃一次，橘子可当零食或夜宵。

维生素 A 可以缓解因学习造成的眼部疲劳。

鸡肝富含维生素 A，但很多孩子都不爱吃。这时可以让孩子多吃胡萝卜和黄麻叶。

橘子可以在加餐的时候吃，或者当夜宵吃一个。

【能增强免疫力的营养素和食物】

9. 抗氧化，增强免疫力

◇营养素：维生素 C。

◇食物：青椒、菜花、卷心菜、柠檬。

◇摄入时机：最好每餐都吃。

维生素 C 在人体内参与氧化还原反应，并有助于抗病毒、抗细菌物质的分泌。黄绿色蔬菜和柑橘类水果中的维生素 C 含量较高。

卷心菜也是一种富含维生素 C 的蔬菜，其价格低廉，切丝后可生食，尤为值得推荐。

除维生素 C 外，生的卷心菜里还含有能保护肠黏膜的维生素 U。摄入维生素 U 可以修复肠黏膜，进而改善肠道环境。

如果觉得每顿饭切菜麻烦，可以将卷心菜做成"乳酸卷心菜"保存起来。

制作方法很简单。将卷心菜切丝，加入相当于卷心菜重量 2 % 的食盐及一小勺甜菜糖，搅拌均匀，放进保鲜袋用重物压好，过 4 ～ 6 天就做好了。吃饭时可以给孩子当小菜，最好每餐都吃。

10. 修复受损细胞

◇营养素：锌（矿物质）。

◇食物：糙米、海苔、牛肉、大豆、肝。

◇摄入时机：糙米作为主食每餐食用。

锌可以将蛋白质转化成酶，是修复受损细胞时必不可少的营养素。

孩子缺锌，起身时容易眼前发黑，容易疲劳，且容易患感染症。长期缺锌还可能导致味觉障碍和视力低下。

可以拿糙米或发芽糙米给孩子当主食，每顿饭和纳豆一起吃。海苔可以用来卷饭团，或者当零食吃。

提升孩子的能力所必需的 10 种营养素

能提升脑力、改善精神状态的营养素和食物

1. 提高专注力

营养素：酪氨酸（氨基酸）

食物：奶酪、鸡蛋、肉类、香蕉、牛油果、芝麻、大豆

摄入时机：需要集中精力的 30 分钟前

2. 静心凝神

营养素：色氨酸（氨基酸）

食物：猪肉、鸡蛋、香蕉、小鱼干、奶酪、鸡胸、鲣鱼

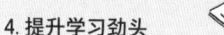

3. 提高记忆力

营养素：ω-3 脂肪酸

食物：亚麻籽油、紫苏籽油、胡桃、沙丁鱼、青花鱼、生蚝、贻贝

摄入时机：晚饭时

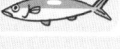

4. 提升学习劲头

营养素：BCAA（氨基酸）

食物：鸡胸、鸡腿、鸡蛋、纳豆、豆腐

摄入时机：想要提升学习劲头的 2 小时前，以及早、晚饭时

5. 提高思维能力

营养素：GABA

食物：发芽糙米、西红柿、土豆、茄子、葡萄、橘子

摄入时机：每天的主食；葡萄和橘子可当零食

6. 促进疲劳消除营养素: B 族维生素
营养素: B 族维生素
食物: 甜菜、奇亚籽、猪肉
摄入时机: 晚饭时

7. 补充体力
营养素: 糖类（三大营养物质之一）
食物: 发芽糙米、红薯
摄入时机: 主食、零食

8. 缓解眼部疲劳
营养素: 维生素 A
食物: 鸡肝、橘子、胡萝卜、黄麻叶、菠菜、鸡蛋（蛋黄）
摄入时机: 鸡肝偶尔吃一次，橘子可当零食或夜宵

能增强免疫力的营养素和食物

9. 抗氧化，增强免疫力
营养素: 维生素 C
食物: 青椒、菜花、卷心菜、柠檬
摄入时机: 最好每餐都吃

10. 修复受损细胞
营养素: 锌（矿物质）
食物: 糙米、海苔、牛肉、大豆、肝
摄入时机: 糙米作为主食每餐食用

用两周时间让孩子的大脑重生！

有一位母亲带着上小学三年级的儿子来医院找我。孩子挑食严重，情绪不稳定。

我仔细询问了孩子的饮食习惯，得知他最喜欢

吃用小麦和砂糖做的点心，以及便利店里的烘焙糕点。相应地，孩子偏食严重，正经饭菜吃得很少，几乎全都要剩下。

孩子偏食，通常是因为感觉过敏或味觉障碍。特别是对蘑菇和肉馅类的食物，嚼起来会有强烈的不适感，所以才不愿意吃。

造成这种问题的原因一般是矿物质摄入不足，尤其是缺锌。孩子如果缺锌，体内的铜就会增加，进而引起激素失衡、感觉过敏、易怒、持续兴奋等症状。

我建议这个孩子多吃海苔、海带等海藻类食物，并按照我的指导逐步调节饮食。

大约三周以后，这个孩子愿意吃的东西越来越多，两个月以后，他的情绪也变稳定了。每个孩子因为症状不同，调理所需的时间也不一样，不过我相信所有孩子的偏食问题都是可以改善的，情绪也会恢复稳定。

那么，将"有毒食物"替换成"有益食物"以后，需要多久才能看到效果呢？

据我观察，绝大多数孩子在两周以后就能看到变化的苗头。一个月以后，几乎所有孩子都能切身体会到"调节饮食带来的好处"。

走到这一步，下个阶段性目标是三个月。之所以是三个月，原因之一是人体细胞的更新周期是90天。

我们的身体由大约37兆个细胞组成，其中约26兆个是红细胞。换句话说，八成以上的细胞是血液，而血液彻底更新一次所需的时间是90天。

血液更新后，身体各处细胞吸收到营养的质和量将均与以前不同。其外在表现就是孩子的状态将发生极大改变。

小升初考试是一场"持久战"，育儿更是一场超长程"战役"。

相比之下，在"两周""一个月"和"三个月"的阶段就能看到孩子的变化，可以说是立竿见影了。

这样一种在短期内就能提升孩子能力的饮食调节法，不尝试一下实在太可惜了。

第 3 章
要点总结

- 减少小麦的摄入量，更多地食用米粉。

- 多吃有助于排出体内毒素的食物。

- 可以将营养价值高的糙米和发芽糙米作为主食。

- 一日三餐积极摄入动物蛋白。

- 改吃"有益食物"，孩子的大脑将在两周内重生！

这一章将为大家介绍几道精挑细选出来的"有益食物"。

从主菜、配菜到小食，每一道都营养丰富，而且只需要 10 分钟就能做好。

亲子一起下厨时，可以参考"小助手"里的提示让孩子大显身手。

能让孩子变聪明的10分钟简易菜谱

第4章

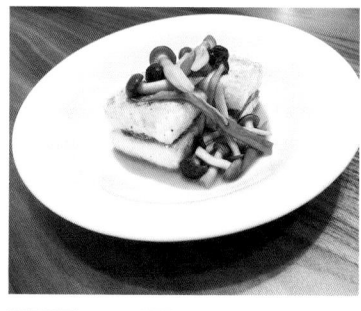

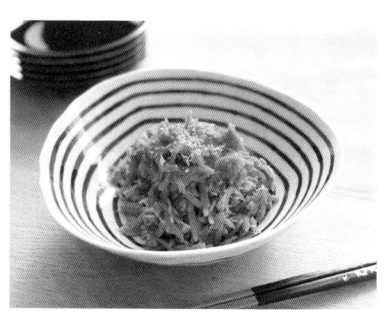

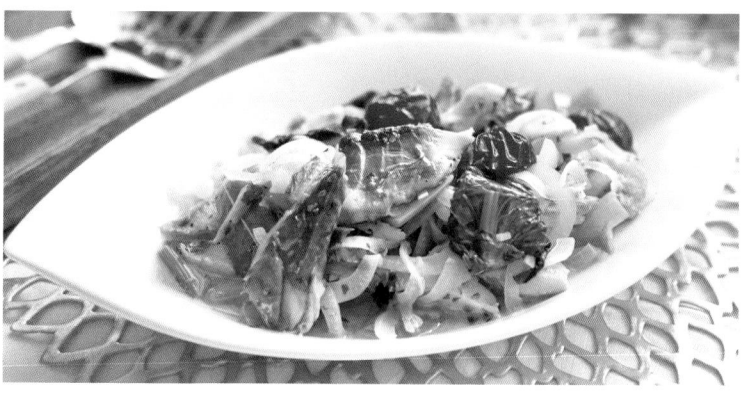

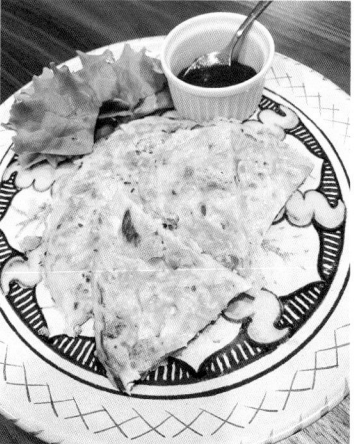

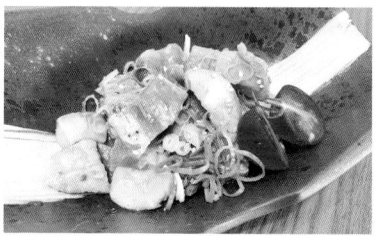

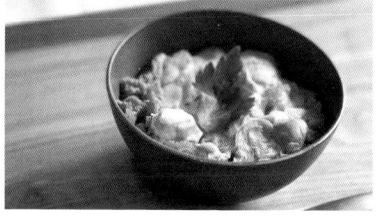

健康肉包菜

同时摄入蔬菜和能提高专注力的酪氨酸

食材（一个模具的量）

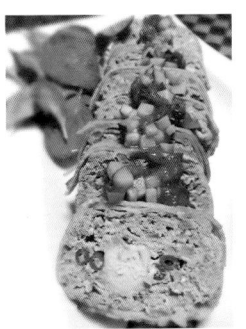

纸质磅蛋糕模具·················· 15 厘米
培根 ····························· 3 片
扁豆 ····························· 6 根
胡萝卜 ··························· 1 根
混合肉馅·························· 150 克
木棉豆腐·························· 150 克
大蒜 ····························· 1 瓣
食盐 ····························· 2 小勺
胡椒 ····························· 少许
鹌鹑蛋·····························7 个

预调酱汁

西红柿 ·········· 1/2 个（切成 1 厘米的小块）　红酒 ·················· 1 大勺
西葫芦 ·········· 1/2 根（切成 1 厘米的小块）　番茄酱 ·············· 3 大勺

制作方法

1. 将培根横着铺在蛋糕模具上。
2. 扁豆掐掉两头，焯一下，过冷水。胡萝卜切成 1 厘米的小块。
3. 向碗中倒入肉馅、控过水的豆腐、胡萝卜丁、食盐、胡椒、肉豆蔻粉（如果有），用手揉均匀。
4. 切掉鹌鹑蛋两端的蛋白，让蛋黄刚刚露出。
5. 取一半搅好的肉馅铺在模具底部，并排放上鹌鹑蛋、扁豆和胡萝卜条，再盖上剩余的肉馅。

   小助手：一边想象做成后的样子，一边码放食材！

6. 烤箱 200 度预热，然后烤 20 ～ 25 分钟。
7. 将模具里烤出的汁倒进平底锅，与酱汁材料一起熬，收干后用食盐和胡椒调味。

简易西班牙风情鸡蛋饼

早上也能瞬间搞定！孩子们的最爱！

食材（2人份）

洋葱 ···································· 1/2 个
棕蘑菇 ································ 4 个
鸡蛋 ································· 3 个
帕尔玛干酪 ························· 10 克
猪肉馅 ····························· 50 克
食盐 ······························· 1/6 小勺
胡椒 ······························· 少量
橄榄油 ····························· 1 小勺
黄油 ······························· 10 克
番茄酱 ····························· 1 大勺

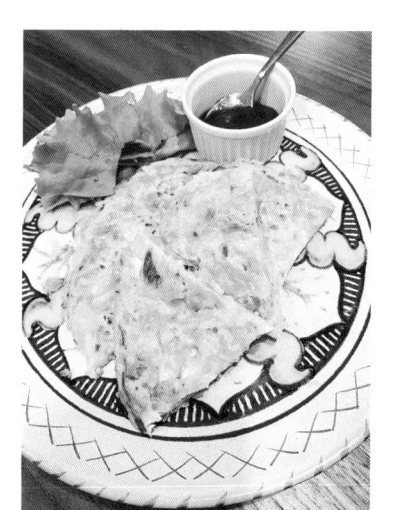

制作方法

1. 洋葱和棕蘑菇切成 3 毫米的小块。
2. 向碗里打入鸡蛋，加入帕尔玛干酪，搅匀。
3. 用平底锅炒猪肉馅，等肉馅散开并出油后，倒入橄榄油、洋葱、蘑菇、食盐、胡椒，继续翻炒，等水分收干、肉馅呈褐色后盛出。
4. 向肉馅中倒入蛋液，和均。
5. 加热平底锅，融化黄油，倒入蛋液和肉馅，用筷子迅速搅拌，让食材充分受热。
6. 底面煎出焦色后给鸡蛋饼翻面。等另一面也烤出焦色、食材熟透后即可起锅。
7. 装盘，配上番茄酱和生菜。

   小助手：尝试把鸡蛋饼切成几等份！

炸里脊配番茄酱

富含色氨酸，能让孩子静心（踏实学习）的肉菜

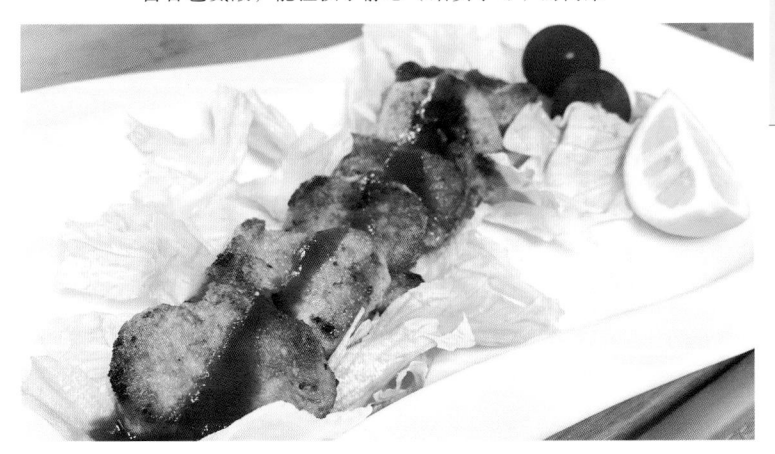

食材（2人份）

猪里脊（切片）············· 250 克	太白粉 ······························ 适量
菜籽油 ·····························适量	胡椒 ································适量
食盐 ··························· 1 小勺	

预调酱汁

番茄酱························· 2 大勺	食盐 ·····························少许
蚝油 ·························· 1 大勺	甜菜糖 ······················· 1 大勺
料酒 ·························· 2 大勺	胡椒 ·····························少许

制作方法

1. 把猪里脊放进保鲜袋，并放入食盐和胡椒，揉 30 秒左右。
2. 向小碗里倒入酱汁的配料，搅拌。口味可按个人喜好调节。
3. 在猪里脊表面涂一层太白粉。向锅中倒入比煎肉时稍多的菜籽油，炸猪里脊。炸至焦色均匀即可盛盘。
4. 为炸里脊配上做好的酱汁。

韩式鲣鱼刺身

同样的方法也可以料理青花鱼！

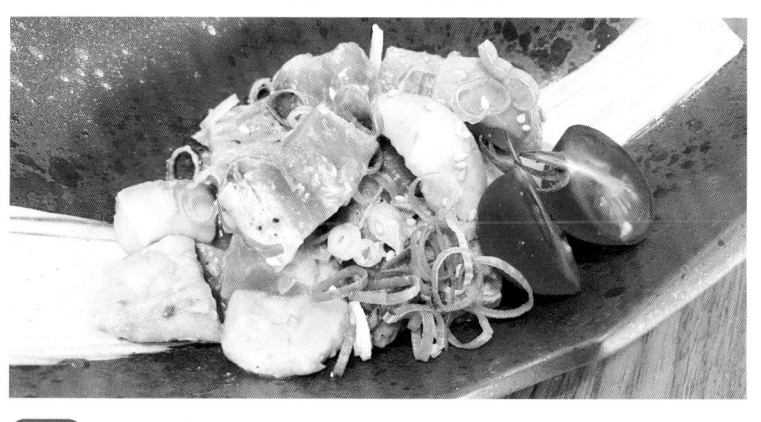

食材 （2 人份）

一扇鲣鱼（刺身）·················140 克
芝麻 ·····································少许
食盐 ·····································少许

小西红柿和小葱等彩色蔬菜 ········适量
牛油果 ·································100 克

预调
酱汁

芝麻油 ·····························2 小勺　　酱油 ·····························1 小勺
鱼露 ·····························1 小勺

制作方法

1. 向鲣鱼表面撒盐。下入平底锅，只把鱼肉表面煎焦。
2. 牛油果和煎好的鱼肉切成 2 厘米见方的小块，倒入碗中。
3. 加调料，拌匀。
4. 放入冰箱中冷藏、入味。
5. 吃的时候可将鱼肉和牛油果堆叠起来，撒上芝麻和小葱，并用切半的小西红柿点缀。

　　小助手：漂亮地摆成一盘！

〖一句话小贴士〗鱼肉不要买切成段的，而是要买整条鱼，请店家处理成两扇。

香草小番茄风味烤青花鱼

富含 ω-3 脂肪酸，能让头脑变聪明的鱼肉料理

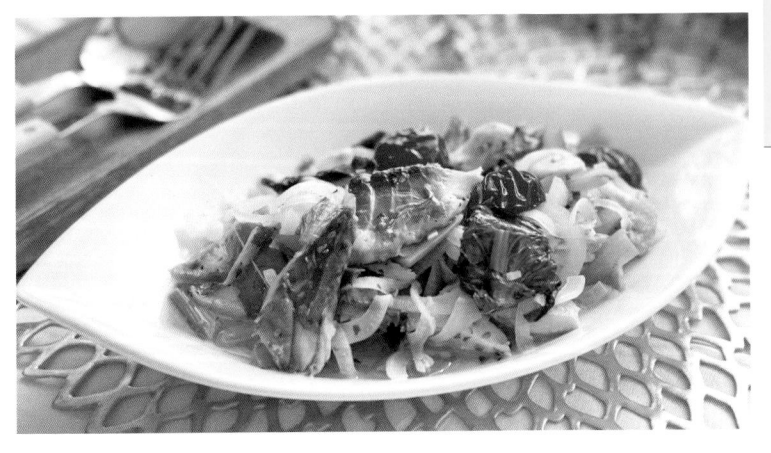

食材（2 人份）

青花鱼 ······················· 1/2 条（一扇）
白葡萄酒 ······················· 100 毫升
大蒜 ······························· 1 瓣
食盐 ······························· 少许
油菜 ······························· 1 棵
胡椒 ······························· 少许

小西红柿 ························· 4 个
橄榄油 ··························· 2 大勺
洋葱 ······························· 1/3 个
牛至 ······························· 适量
月桂叶 ··························· 1 枚

制作方法

1. 鱼肉两面均撒上少量的盐，腌 3 分钟，上烤网烘烤。烤好后取下鱼骨，随意将鱼肉拆散。

   小助手：尝试取下鱼骨，将鱼肉拆散！

2. 大蒜切末，洋葱切丝，小西红柿切成两半，油菜切成 2～3 厘米的段。

3. 在平底锅里倒一层橄榄油，放入蒜末，调至弱火。

4. 放入洋葱、小西红柿和月桂叶，混炒一下，加白葡萄酒。

5. 等洋葱变软、酒精挥发后，放入鱼肉和油菜。起锅前用牛至、盐和胡椒调味。

韩式紫苏籽油拌豆芽

用优质的油激发大脑活力

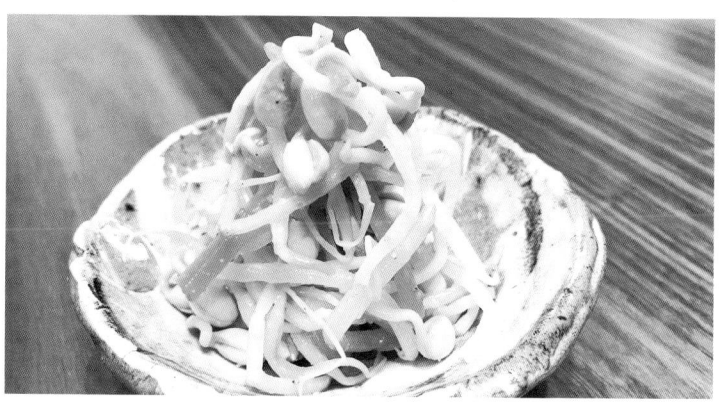

食材（2人份）

豆芽 ·····································100 克　　胡萝卜 ·····································40 克

预调酱汁

蒜泥 ························ 1/2 瓣	食盐 ························ 1/3 小勺
紫苏籽油 ················· 1/2 小勺	芝麻粉 ····················· 1/2 小勺
淡口酱油 ················· 1/2 小勺	醋 ·························· 1/2 大勺
芝麻油 ···················· 1/2 小勺	

制作方法

1. 胡萝卜切成 3 毫米的小块。用活水洗净豆芽。
2. 向锅中倒入胡萝卜丁和豆芽，加水，让水面刚好没过食材。
3. 把水烧开，整体搅拌一下。
4. 继续煮 1 分钟，将食材倒进笸箩，用冷水冲洗，冷却后控干水分。
5. 用准备好的调味料拌胡萝卜丁和豆芽。

　　小助手：称量食材和调味料，并进行最后的搅拌工作！

6. 吃之前在冰箱里放一会儿，让食材入味。

亲子饭

富含 BCAA，让孩子精力充沛，干劲十足！

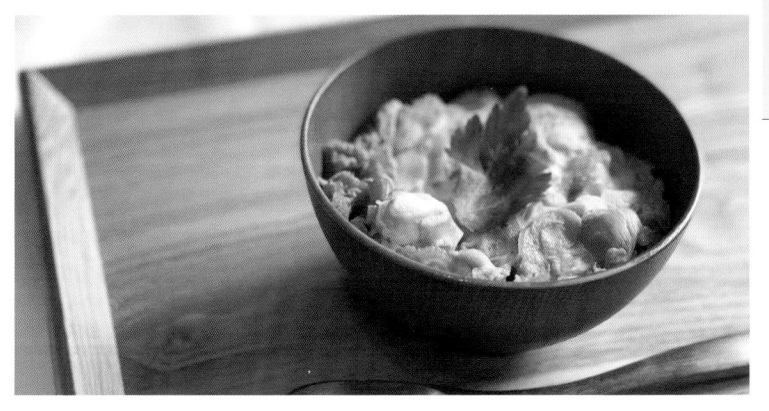

食材（2人份）

鸡腿肉 ·························100 克   米饭 … 2 碗（推荐使用无农药的糙米）
三叶芹 ···························适量   鸡蛋 ····························· 4 个
洋葱 ···························1/2 个   海苔碎 ····························适量

预调酱汁

酱油 ·················· 2 大勺	味淋 ·················· 2 大勺
甜菜糖 ················ 1 大勺	鲣鱼汤 ················ 50 毫升

制作方法

1. 在碗里倒入所有调料，充分搅拌，有不溶的部分也没关系。

   小助手：称量出各种调料！

2. 将鸡腿肉、洋葱及调好的佐料放进小号平底锅里煮 5 分钟。

3. 鸡腿肉煮熟后，把打好的蛋液沿锅边一圈倒入锅中。

4. 用筷子轻轻搅拌，让蛋液布满平底锅。

5. 蛋液开始凝固时，在米饭上铺一层海苔碎，然后盛上鸡蛋和鸡肉。最后装饰上三叶芹就完成了。

豆腐火腿三明治

普通豆腐变身营养大餐，让孩子精力满满！

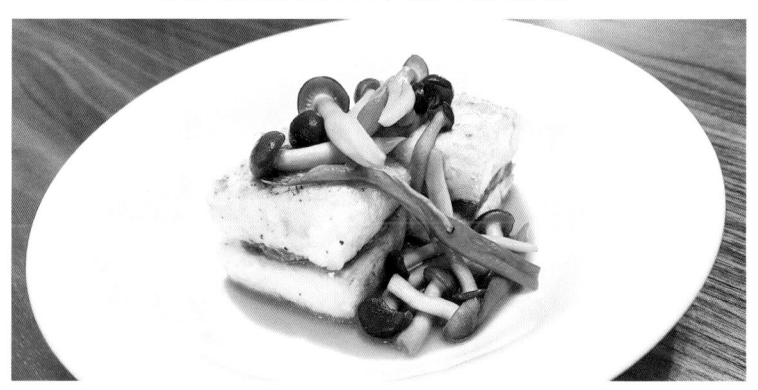

食材（2人份）

木棉豆腐	300 克	无盐火腿	2 片
蒜泥	1/2 瓣	味淋	1 小勺
姬菇	30 克	太白粉	适量
黄油	10 克	食盐	1/6 小勺
扁豆	30 克	橄榄油	1 大勺
酱油	1 小勺		

制作方法

1. 木棉豆腐横切一刀，再画十字切成八块。
2. 豆腐放在沸水里煮 1 分钟，放进笸箩控掉水分。
3. 姬菇去根，拆散。扁豆用水洗净，去筋，掐掉两头，切成等长的三段。
4. 扁豆放在沸水里煮 3 分钟，保留嚼劲。
5. 火腿切成两半，夹在豆腐里，裹上太白粉。

   小助手：豆腐夹火腿，裹上太白粉！

6. 用橄榄油和小火慢煎豆腐三明治，直至表面变脆。
7. 盛出豆腐三明治，向锅中倒入姬菇、扁豆、蒜末、黄油，用大火炒。
8. 用味淋、酱油、食盐给配菜调味，最后盛在豆腐上就完成了。

糙米饭

每天都要吃香喷喷的 GABA 米饭

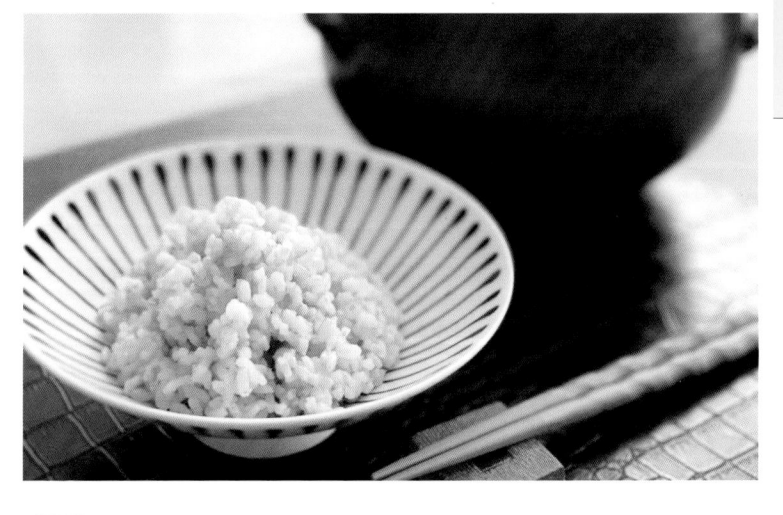

食材（4 人份）

糙米 ……………………2 杯　　水 …………………………… 600 毫升
食盐 ……………………一小撮

制作方法

1. 仔细搓洗糙米，除去杂质和灰尘。

   小助手：淘米的时候搓一搓！

2. 在 600 毫升水里放一小撮盐，浸泡糙米 6 ～ 9 小时。
3. 用电饭煲的"糙米模式"焖煮。
4. 焖 30 分钟左右。如果有水蒸气的气泡从米饭里拱出来，在表面留下小坑，说明焖得不错。

【一句话小贴士】建议一次焖两杯以上，这样会比只焖一杯好吃，吃不完的部分可以冷冻保存。用砂锅焖煮时，两杯糙米对应 500 ～ 600 毫升的水；用中火将水烧开后，换小火煮 25 ～ 30 分钟即可。起锅前可以换大火加热 30 秒左右。

番茄酱烩土豆茄子

多吃蔬菜，头脑清晰！

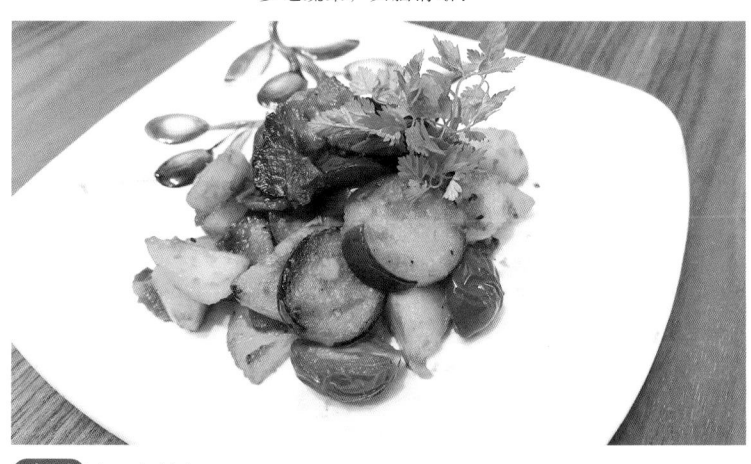

食材（2 人份）

土豆 ·······················1 个（大）
食盐 ·······················1/2 小勺
小西红柿 ·······················6 个
白胡椒 ·······················少许
茄子 ·······················1 个

番茄酱 ·······················2 大勺
无盐火腿 ·······················30 克
欧芹 ·······················少许
橄榄油 ·······················1 大勺

制作方法

1. 土豆纵切四刀，然后切成 0.5 厘米厚的扇形，下锅煮到能戳穿的程度。

2. 小西红柿切成两半。

3. 茄子切成 0.5 厘米厚的圆片，培根切成 2 厘米宽的片。

   小助手：负责切所有蔬菜！

4. 用小火煎培根，冒油后放入橄榄油和茄子，换成中火。

5. 茄子煎出焦色后，放入土豆、小西红柿、食盐、番茄酱和白胡椒。用中火收汁，注意不要炒煳。

6. 所有食材都熟透、入味后即可盛盘。最后摆上欧芹。

奇亚籽酱汁绿色沙拉

富含矿物质又美味的超级食品！

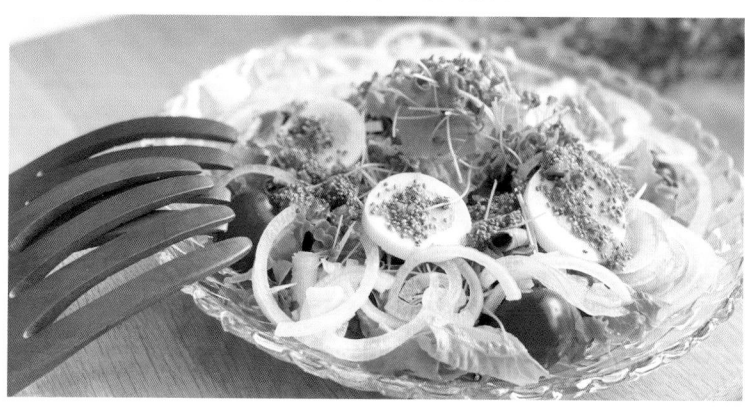

食材（4 人份）

生菜 ······ 3 片		小西红柿 ······ 3 个	
新洋葱（可用普通洋葱替代）···1/8 个		白煮蛋 ······ 1 个	
苜蓿芽 ······ 1/2 捆		水 ······ 600 毫升	

预调酱汁

橄榄油 ······ 1 大勺	蒜泥 ······ 1/2 小勺
醋 ······ 1 大勺	食盐 ······ 一小撮
洋葱泥 ······ 1 大勺	味淋 ······ 1 大勺
酱油 ······ 1 小勺	奇亚籽 ······ 2 小勺

制作方法

1. 生菜撕成能一口吃下的大小，洗净，控干水分。切掉苜蓿芽的根。
2. 洋葱切成薄片，过一遍水，控干（如果是新洋葱，切好后晾 10 分钟即可）。
3. 在碗里倒入各种调料，搅匀，放进冰箱冰 10 分钟。

   小助手：观察奇亚籽泡水后的变化！

4. 把生菜、苜蓿芽、洋葱混合，摆上切成片的白煮蛋和小西红柿，再倒上酱汁就完成了。

腌甜菜

鲜艳的甜菜养眼又解乏！

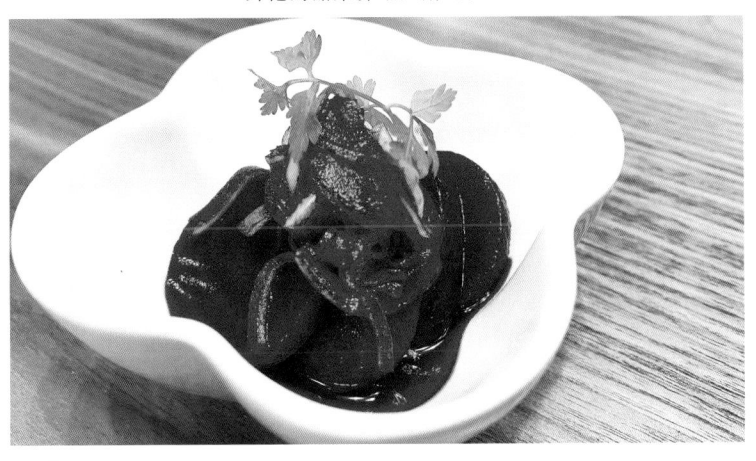

食材（5人份）

甜菜罐头·················· 1罐（200克）　　洋葱··························· 1/4个

预调酱汁

醋 ·················· 3大勺	孜然 ·················· 2克
水 ·················· 1大勺	食盐 ·················· 1/3小勺
黄砂糖 ·················· 25克	芝麻粉 ·················· 1/2小勺
食盐 ·················· 一小撮	醋 ·················· 1/2大勺

制作方法

1. 甜菜切成0.5厘米厚的片。洋葱切薄片。

   小助手：试着切甜菜和洋葱吧！

2. 混合所有调料，煮沸后晾凉。
3. 取一干净容器，倒入腌料，加入甜菜和洋葱。
4. 在冰箱里放置一天就做好了。

〖一句话小贴士〗放进冰箱后可以让孩子期待第二天的成果！

吞拿胡萝卜丝

不爱吃胡萝卜的孩子也吃得下！

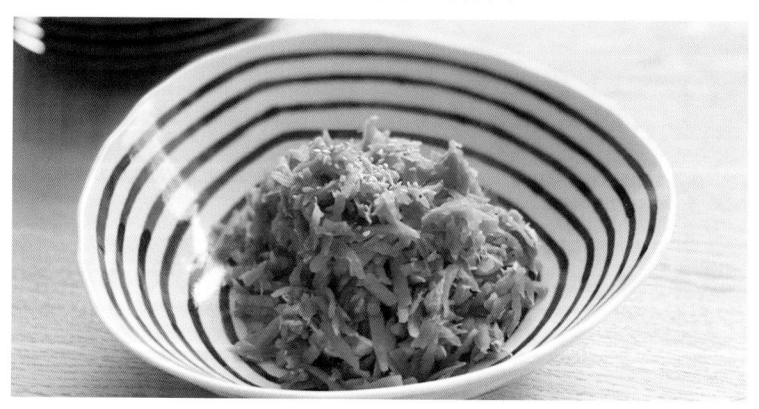

食材（2 人份）

胡萝卜 ……………………1 根（小）	料酒 ……………………1/2 小勺
吞拿金枪鱼罐头………………… 1 罐	味淋 ……………………1/2 小勺
芝麻油 ……………………… 1 小勺	甜菜糖 ……………………1/2 小勺
酱油 ……………………… 1 大勺	白芝麻粉 ……………………………2 撮

制作方法

1. 胡萝卜切丝。在平底锅里倒一层芝麻油，将胡萝卜丝炒软，放入料酒和甜菜糖。

   小助手：给胡萝卜切丝和称量调料！

2. 滤掉吞拿罐头里的汤汁，向锅中倒入金枪鱼肉、酱油、味淋，翻炒。最后撒上白芝麻粉即可起锅。

【 一句话小贴士 】胡萝卜丝切粗一点口感更佳！

红薯苹果罗汉煮

对身体无负担的天然甜味零食！

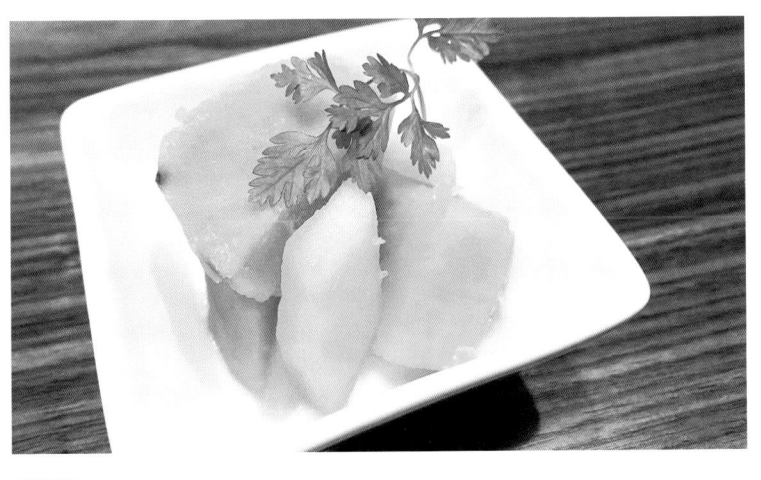

食材（8 人份）

红薯 ····················· 2 根（约 300 克）　苹果 ································· 1/2 个
黄油 ·································· 10 克

预调 酱汁

黄砂糖 ······················· 1 小勺　蜂蜜 ······················· 1 大勺
有机柠檬汁 ··················· 1 小勺　食盐 ······················· 1/6 小勺

制作方法

1. 红薯竖着切成两半，再切成 1.5 厘米厚的片。
2. 苹果去皮，竖着切成 6 等分，再切成 0.5 厘米厚的片。

   小助手：给苹果削皮，可以使用削皮器！

3. 红薯和苹果放进锅里，加水至没过食材，放入料汁后加热。沸腾后改成小火，盖上锅盖煮 10 分钟。
4. 最后放入黄油焖一下。

如何正确选购鱼类、肉类和蔬菜

买鱼时最好买一整条鱼，其次是半扇鱼，再次是鱼肉段。鱼肉段虽然方便料理，但由于和空气的接触面积大，鱼肉容易被氧化。

如果不知道怎么处理鱼，可以请卖鱼人帮忙处理。我家经常是一次买三条竹荚鱼，然后请卖家一并处理。

鱼肉切片后虽然方便烹饪，但切面会加剧鱼肉的氧化，所以最好买成块的鱼肉。

此外，生的鱼或者肉，在常温下会滋生出让肠道发炎的物质，所以一定要及时冷藏，并做到现买现吃。

接下来谈一谈蔬菜的选购方法。

比较忙的家庭一般会购买超市里切好的蔬菜。这样当然省事，但是这些切好的菜的营养通常是不完整的。

这类蔬菜在封装前需要经过清洗和消毒处理，很多营养就在这个过程中流失掉了。

更关键的一点是，我们无法判断这类蔬菜是怎么种出来的。为了从蔬菜中摄取充足的营养，选购时要以黄绿色蔬菜为主，并且一定要多花些心思，搞清楚产地和种植方式再购买，然后在家中处理。

如今，在网上就能买到严选产地和种植方式的低农药蔬菜，选择安全和营养价值高的产品购买即可。

"有益健康"的蔬菜汁和乳酸菌饮料没什么营养

很多家庭会给不爱吃菜的孩子喝蔬菜汁，希望以此解决蔬菜摄入不足的问题。

但事实上，蔬菜汁里不但没有孩子所需的营养，其原料还可能是无法上架的碎菜叶和种植方式不明

的蔬菜。

不仅如此，大多数蔬菜汁还是浓缩还原的。所谓浓缩还原，是指先将蔬菜捣碎、去除水分（浓缩），再兑水恢复成菜汁状态的生产方式。由于浓缩时要进行加热处理，蔬菜里的维生素不是被破坏，就是发生了变质。

问题在于，产品标签上的维生素含量大多指浓缩以前的状态。这些维生素在生产过程中被破坏了，成品里所剩无几。

还有一种情况是，厂商会在浓缩还原之后，重新添加一些维生素到产品里。然而这类人为添加的维生素在抗氧化等方面的作用甚微，就算喝了也得不到营养。

这样看来，我们不能因为每天给孩子喝蔬菜汁就放下心来，还是要好好给他们吃新鲜蔬菜才行。

类似的情况还有"公认"的对健康有益的乳酸菌饮料。

大多数乳酸菌饮料里都添加了名叫"高浓度玉米糖浆"的果葡糖浆。

果葡糖浆会使血糖在短时间内大起大落。

第2章中讲到，血糖反复大起大落会使人体的血糖调节机能受损。调节机能一旦被破坏，自律神经就会紊乱，进而引起情绪不稳定、注意力不集中等症状。

另外，关于最近出现的多种0卡路里乳酸菌饮料，里面其实含有大量的人工甜味剂（阿斯巴甜、左旋苯丙氨酸化合物）。

人工甜味剂会破坏肠道环境，引起肠炎，因此一定要极力避免孩子饮用。

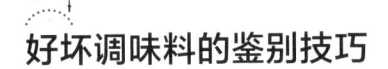

好坏调味料的鉴别技巧

每天做饭都会用到的调味料中，也可能潜藏着大量的"毒素"。

很多时候，我们能做到每顿饭使用不同的食材，但基础的调味料却可能顿顿不变。因此，调味料也

应尽量选质量好的来使用。

鉴别好坏调味料的技巧就是看配料表，尽量选配料种类少、成分单纯的产品。

通常来说，配料单纯、有益健康的调味料的价格往往会比那些含多种添加剂的产品高一些。

但是考虑到调味料天天在用，即使价格偏高，也是有益健康的产品更好。

盐

超市里的盐基本上都是人工合成的，成分是具有咸味的氯化钠，不含真正有营养的矿物质。

有些合成盐里会添加矿物质，但质量都不太好，条件允许的话还是要使用天然盐。

砂糖

可以替代白砂糖的甜味调料有很多，比如黄砂糖和甜菜糖就很值得推荐。但不论是哪种甜味调料，都不宜过量使用。孩子需要一点点地适应低甜度的饭菜。

< 罗汉果 >

罗汉果是一种天然的甜味调料，它的甜度与白

砂糖相当，很适合拿来炖菜、炒菜或者做点心。

< 低聚糖 >

低聚糖有很多种，有些不是纯粹的低聚糖，需要注意。低聚糖里面比较好的是甜菜低聚糖。不甜的低聚糖里有一些含量超过 98 % 的高纯度产品。这类高纯度低聚糖里含有名叫"棉子糖"的物质，是大肠内益生菌双歧杆菌的食物。

不过，高纯度低聚糖由于甜度低，不适合拿来做菜，但是可以将糖粉混在汤、咖喱或土豆沙拉中食用。

另外，味道甜的低聚糖往往纯度低，成分大多是 90 % 的蔗糖配上 10 % 的低聚糖。部分产品还会将蔗糖标注成"蜜糖"。购买时应查看配料表，尽量选择低聚糖含量高、不含太多其他糖分的品牌。

味淋

味淋也可以作为砂糖的替代品来使用，请大家多多尝试。

要点是选用优质的本味淋。制作味淋的原料是烧酒、糯米和酒曲。请不要购买配料表中含有其他

原料的味淋，或标注为"味淋风味调料"的产品。

味噌

味噌的配料表里经常能看到"氨基酸等"这一项。

这里的"氨基酸等"指的其实是谷氨酸钠，是一种能让大脑异常兴奋的物质。摄入这种"提鲜成分"后，大脑里会释放出多巴胺，让你觉得"好吃"。

少量摄入谷氨酸钠不会有问题，但大量摄入就会影响到孩子的健康了。

我们几乎天天要喝味噌汤，所以购买时应尽量选择不含谷氨酸钠的产品。

此外，最近有很多产品会把谷氨酸钠写成"酵母精华"。酵母是一种天然物质，所以很多人误以为酵母精华对人体有益，但它其实是用酵母制成的谷氨酸钠。本质上，它仍然可能威胁到大脑的健康。

购买时最好选择单纯用大豆（非转基因）、大米和盐制成的产品。

请选择单纯用大豆、大米、食盐等原料制成的

区分好坏调味料的方法

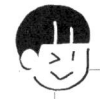 好 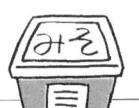 不好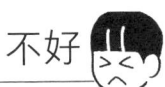

名称：米味噌

配料：大米、大豆、食盐

净重：400 克

制造商："有益食物"有限公司

名称：米味噌（含出汁）

配料：大豆、海带出汁等、调味料（氨基酸等）、鲣鱼干精华、砂糖、蛋白水解物、酵母精华

净重：400 克

制造商："有毒食物"有限公司

酱油

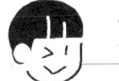 好 不好

名称：浓口酱油（天然发酵）

配料：大豆、小麦、食盐

容量：500 毫升

制造商："有益食物"有限公司

名称：浓口酱油（混合发酵）

配料：氨基酸液、食盐、脱脂加工大豆、小麦、糖类（果葡糖浆、麦芽糖）、乙醇调味品（氨基酸等）、甜味剂（甜菊糖、甘草）、焦糖色素、维生素 B1

容量：500 毫升

制造商："有毒食物"有限公司

产品。

切记不要购买含"氨基酸等"物质的配料过多的产品！

酱油

请选择配料单纯的，比如用大豆、大米、食盐、小麦制成的产品。

如果产品中含有氨基酸液、酵母精华、脱脂加工大豆、果葡糖浆、麦芽糖浆、甜菊糖苷、焦糖色素等多种成分，切记不要购买。

出汁

请选择用飞鱼、鲣鱼、海带等单纯原料制成的产品。

一般标注有"自然出汁""自然派""无添加"的产品，反而可能含有提鲜用的酵母精华或调味料（氨基酸等），需注意。

油

尽量不要使用"芥花油"和"色拉油"。

大鼠实验证明，长期摄入芥花油不但会缩短寿

命，还容易引起脑出血、性激素异常和心、肾功能障碍，并可能影响大脑，造成行为异常。

色拉油是用红花油、葵花油、大豆油、玉米油等植物油精炼而成的，而这些植物油的原料往往来源不明。另外，色拉油因为脱去了抗氧化物，烹饪时容易产生过氧化物和二次氧化产物（醛）。

色拉油中还含有对人体有害的反式脂肪酸。

反式脂肪酸是动脉硬化和心脏病的致病原因之一，应尽量避免食用。

遇到需要用油的时候，可以少量使用橄榄油、牛油、猪油、椰子油等油脂（过多摄入椰子油可能引起性激素异常，因此不要频繁食用）。

另外，亚麻籽油和紫苏籽油是不耐热的，适合拌沙拉吃。

其他调味料

蛋黄酱、番茄酱和沙司里也可能含有大量的添加剂。

有些产品会注明"天然原料"和"无添加"，但选购时应仔细察看标签，以"添加剂最少"为第一

标准。

最近，还出现了一些标着"热量减半"和"零脂肪"的产品。

但这样一来，燃烧油脂所需的其他营养素也会随着脂肪一起被砍掉。

这就导致在代谢零热量食物时，会额外消耗掉一部分身体里存储的营养素。

第 4 章
要点总结

- 制作"能让头脑聪明的料理",让孩子摄入更多能提升能力的营养。

- 每天的餐桌上都要有"能让头脑聪明的料理"。

- 蔬菜汁和乳酸菌饮料并不能提供充足的营养。

- 调味料要选择配料单纯的产品。

- 色拉油吃不得,请食用橄榄油。

用实际行动改善一日三餐

第 5 章

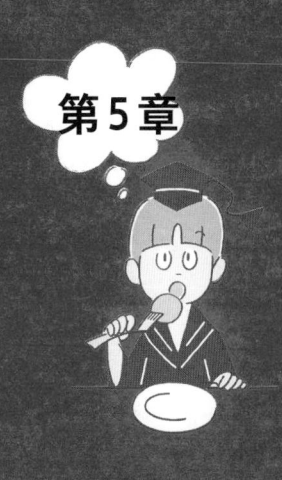

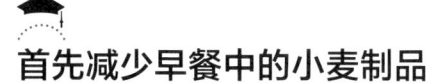

首先减少早餐中的小麦制品

在这一章中，我将分别以早、中、晚三顿饭为例，和大家分享一些能够轻松改善饮食的小要点。大家可以根据实际情况，从容易落实的地方着手，一点一点地做出改变。

那么，大家平时都给孩子吃什么早餐呢？

我想肯定会有人说"忙得根本顾不上吃早餐"，或是"孩子没食欲就不吃早餐了"。

恐怕也有很多人是虽然不会不吃，但基本上就是"面包加牛奶"或者"牛奶冲麦片"吧。

不过我想说的是，早餐还是少吃面包和麦片为好。

本书前几章中已经详细说明了小麦的危害，而面包和麦片从成分上看几乎等于是用小麦做成的。

这些东西如果就着牛奶吃下去，势必会对孩子的肠道造成极大伤害。小麦和牛奶碰到一起，相当

于"有毒食物"打出的组合拳，肠道炎症恐怕在所难免。

那么，是否可以用豆奶代替牛奶呢？

孩子摄入大量的豆奶，会使豆制品的过敏原积聚在体内，增加过敏概率。

如果只是偶尔用豆奶做菜或自制豆乳酸奶，并不会影响健康，但每天早上和麦片一起吃豆奶的做法显然是不可取的。

孩子们喜欢吃麦片，是因为麦片酥脆的口感。但这种口感恰好是麦片"有毒"的佐证。

为了做出酥脆的口感，就需要去除食材中的水分，而这时采用的方法大多是油炸。但高温加热会使油脂氧化，产生致癌物质。

此外，油炸时使用的油大多是植物油。不妨看一下常吃的麦片上的包装，如果上面写着"植物油"，就要提高警惕了。关于植物油的危害，可以参考本书第 2 章的内容。

用饭团和味噌汤替代面包和麦片

那么，早餐到底该吃什么呢？

我的建议是用米饭取代早餐中的麦片。把米饭做成饭团的话，即使早上时间紧张，也可以安心享用。

大米建议使用精制度较低的糙米或发芽糙米。如果觉得完全使用糙米或发芽糙米做出的米饭的口感不佳，煮饭时可以掺一些白米进去。这样做出的米饭可以减缓糖分的吸收。

饭团如果用海苔卷着吃，还能补充多种矿物质。海苔里的锌可以增强免疫力，维生素 A 和 C 可以强化皮肤和黏膜，维生素 B1 和 B2 则有消除疲劳的作用。

此外，如果在煮饭时向锅里加入羊栖菜（镁）、樱虾（钙）和猪肉（B 族维生素），就能让孩子同时摄入更多种类的营养了。

若再为饭团配上一碗用料丰富的味噌汤，那就

是一顿营养满分的"有益早餐"了。

味噌汤里的营养成分（ACE2受体的抑制肽）有助于调节肠道环境，并能有效地预防流感。营养丰富又能温暖身心的味噌汤绝对是最给力的"有益食物"。

特别是在临近测验和大考的时候，一定要每天像这样吃好早餐。

文部科学省每年一度的"全国学力·学习状况调查"显示，"好好吃早餐的孩子，国语和算数的成绩往往也更好"。

糙米和味噌汤是最好的"有益食物"

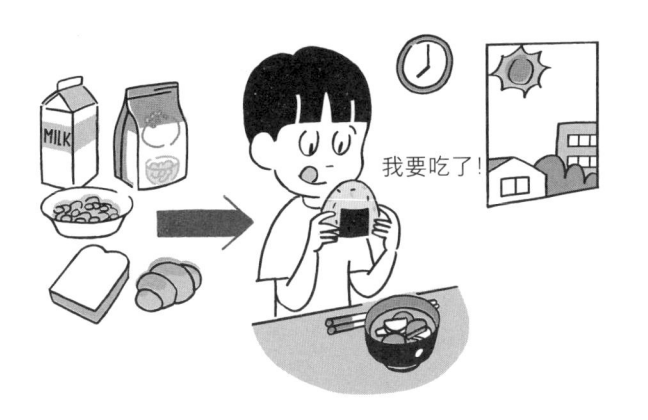

我要吃了！

但另有调查显示，不吃早餐的中小学生正在逐年增多，甚至有两成以上的初中生从来不吃早餐。而在小学和初中阶段不吃早餐，很可能会影响到一个人成年以后的饮食习惯。

孩子不吃早餐的原因有很多，其中之一就是"父母没有准备早餐"。

对于忙碌的家长来说，每天早上准备好一顿像样的早餐肯定不是一件容易的事。但是不得不说，吃早餐的好处是显而易见的。

吃早餐可以将能量输送至大脑和身体各处，让体温上升，让人充满干劲。因此，除了作为能量来源的优质糖分外，早餐中还需要含有充足的蛋白质。

早餐吃鱼、肉、蛋，不仅能摄取蛋白质，还能补充孩子容易缺乏的铁。铁能将氧气输送至全身，是不可或缺的营养素。

特别是早上容易发呆的孩子，一定要有意识地让他们吃鱼、肉和蛋。

同时，为了提高铁的吸收率，最好也吃一些富含维生素 C 的蔬果，比如油菜、菠菜、橘子等。

实在想吃面包的话也要自己做

米饭虽然有益健康，但很多孩子还是会说"想吃面包"。每当这种时候，各位家长有没有考虑过亲手制作面包呢？

一想到要"自制面包"就皱眉头的家长们可以放心，如今已经可以买到价格合适的家用面包机，在家就能轻轻松松做面包了。

使用面包机时，5～10分钟就能完成预处理工作，之后只需按下定时按键，第二天早上就能吃到新鲜出炉的烤面包了。

自制面包最大的好处就是可以亲自对配料把关。

市面上销售的面包通常是用低价高筋粉制造的。生产这种面粉的小麦是具有很强农药抗性的改良品种，生长过程中大都会施用大量农药。

农民连食品分析中心的调查显示，市面上所有小麦原产地标注不明的面包产品几乎全部检测出了草甘膦的农药成分。

这些有农药残留的面包还是不要给孩子吃为好。而在家里烤面包时，我们可以选择产地和种植方式透明的低农药及无农药小麦。

此外，我们还可以用米粉代替小麦粉，或将米粉和小麦粉混合使用，以此减少孩子对小麦的摄入量。

制作面包时可以用甜菜糖取代精制糖。食盐则选用富含矿物质的产品。

实际制作时，如果邀请孩子一起做准备工作，还能顺便就配料和分量问题，传授给孩子一些饮食方面的知识。

做午饭和午饭便当时应注意什么

接下来说一说午饭。

如今父母都需要上班的家庭很多，每逢暑假等长期连休的时候，孩子的午饭就成了一大难题。时不时就让孩子去便利店买便当和夹心面包当午饭的

情况应该不少吧。

但是，这类便当和面包的营养极不均衡，而且含有多种添加剂，长期食用不但会损伤身体和大脑，还有可能危害到孩子的学习能力。

澳大利亚麦考瑞大学的研究人员进行过一项实验，让体型偏瘦、饮食健康的大学生连续8天食用垃圾食品，结果受验者大脑里的海马体受到了损伤，记忆力测试的成绩也有所下降。

实验中采用的垃圾食谱如下："吐司三明治＋奶昔"×2天、"比利时华夫饼2个"×4天、"人气快餐连锁店的快餐＋甜品"×2天。

怎么样，有没有感觉这些就是我们平时给孩子吃的东西呢？孩子的大脑和记忆力正是这样受损的，想想就觉得可怕。

另外，从家兄洋匡经营的补习班的状况来看，成绩优秀的孩子平时吃的确实不是便利店里的便当和夹心面包，而大都是家里给准备的便当。我认为这不是一种偶然。

即使不能做到每天如此，尽可能地为孩子准备午饭便当，也能在某种程度上保护他们的大脑。

听家长谈孩子考入名校的秘诀

　　每年小升初考试结束以后，伸学会都会请学生家长谈一谈应试期间的感想。其中，于2019年度考入麻布初中和武藏初中的学生的家长曾给出了一些颇具共性的经验之谈。

　　我摘录了两段放在这里。

▲　考入麻布初中的 T 君家长的经验之谈

　　"上了一段时间（补习班）以后，看到孩子去上补习班时脚步轻快，回家以后自觉完成作业，我想他已经和老师建立起了良好的关系，就觉得可以放心把他交给补习班了。（儿子以前总调侃说我不是那种'能一心扑在孩子身上的妈妈'，这次决定把他交给补习班，也算是对自己有了更清晰的认识吧！）

　　"自那以后，我的状态放松下来，工作只剩下为孩子准备便当。别说是小测验，就连模考成绩也不曾仔细看过。我不再为了一点分数上的波动一惊一

乍，也不再对孩子的成绩说三道四。我想就算他在学习上遇到了困难，成绩上不去了，也会有老师为他答疑解惑吧。（以下省略）

"最后，我想分享一点生活上的经验。孩子带便当去上补习班，一定要用膳魔师的便当盒。这种便当盒相比各大卖场的自主品牌，其保温性能要好上很多。我会把晚饭时做的汤菜分出一些，拿来给孩子做便当，这样做便当就能轻松不少。（没有打广告的意思，特此声明一下）"

家里做的便当是提高成绩的原动力

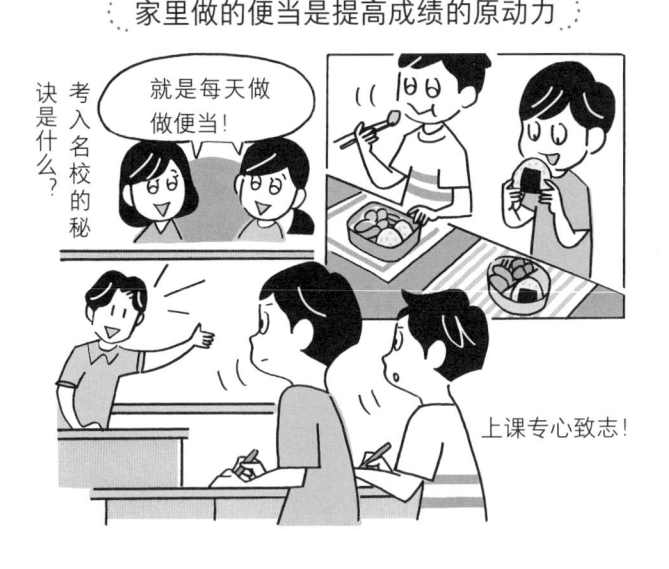

▲ 考入武藏初中的 N 君家长的经验之谈

"自从去补习班上课后，孩子又要踢球又要学习，时间被安排得满满当当。不过他也因此学会了制订计划，把每天都过得充实又快乐。

"那段时间留给我的工作，就只有为他做好每天的便当。他的学习也好，成绩的变化也好，我都没再管过。我甚至连他每天要做多少作业都不知道。我不再督促他的学习，只管做好便当。"

这些经验之谈中，不乏家长将孩子成功的秘诀总结为特定的学习方法，不过对 T 君和 N 君来说，提高成绩的原动力大概就是妈妈做的便当了。

请你也为孩子准备好这样一份能让他头脑灵活、学业有成的便当吧。

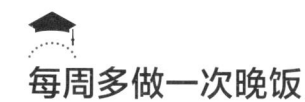

每周多做一次晚饭

下面说晚饭。

大人在忙工作、忙家务的时候，常常是一念之差就拿现成的副食和即食食品当了晚饭。

可是孩子长身体的阶段就只有那几年。

实在做不到每天"亲自下厨"的话，每周多做一次是否可行呢？哪怕餐桌上多了一道自己做的菜，不光营养更全面，孩子在心里也会觉得更满足。

这顿充满关爱的晚饭，一定会成为孩子心里"想要更用功"的动力。

最后顺便说说夜宵。

临近测验和大考的时候，很多孩子都会学习到很晚。一口气学到半夜，大脑消耗了那么多能量，肚子肯定会饿。

这时候给孩子吃夜宵，一定要注意不能让血糖升得太高。

一个小一点的饭团，或是一个煮鸡蛋、一根香蕉、一个橘子，都可以，总之要少吃一点。

吃得太多会导致消化不良，让血糖大起大落，进而影响到睡眠质量，让孩子第二天早上打不起精神。

孩子的进取心源于一家人的餐桌

一项关于孩子与饮食的调查显示，经常一个人吃饭的小学生和初中生更容易陷入"什么也不想做"的状态。

不仅如此，经常独自吃饭的孩子还更容易产生焦虑情绪，而这种情绪层面的问题又与呕吐、腹痛、腹泻等躯体化症状有着一定的联系。

研究还显示，如果想要培养孩子的进取心，缓解他们的焦虑情绪和不适症状，很重要的一点就是要做到全家人一起吃饭。

我们不妨把全家人一起吃饭的频率定为每天至少一次。

如果连一天一次都有困难的话，几天一次或者一周一次也可以。所有人围坐在餐桌前，津津有味地吃一顿营养大餐——就让我们先做到这一点吧。

现代人的食谱中充斥着小麦制品、乳制品和加

工食品，想要杜绝添加剂是不现实的。

过分执着于"无毒"，只会把事情搞得太苛刻。这也不行，那也不行，就没有能吃的东西了。

学会正确的营养知识固然重要，但比这更重要的是吃饭这件事应该是开心的。

吃得开心，营养才能被更好地吸收。全家人在一起边吃边聊，将食物细细品味，血糖上升的速度也会变慢。

偶尔用薯片或者巧克力奖励孩子一次，其实也没什么。平时注重营养膳食，就算偶尔吃下一点"毒素"，也能在不经意间被身体代谢掉，没有必要对此太过执着。

另外，虽说我们的目标是"改善孩子的饮食"，但如果做出改变的只有孩子，恐怕效果不会理想。

要求孩子"不能吃点心"，自己却照吃不误的父母，是没办法为孩子做好榜样的。

可能的话，全家人要统一吃一样的东西。

以我家为例，四口人全部参与进来，结果每个人都变得更健康了，切实感受到了生活质量的提升。

改善饮食这件事就是要每个人都加入进来，才更容易显出效果。

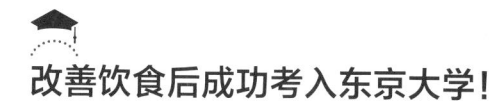

改善饮食后成功考入东京大学！

我的患者里有一位40多岁的母亲，来医院看病是因为腰痛、发冷、肩部僵硬等不适症状。交流时，她逐渐从自己的病情说到了孩子的事。

患者的儿子在上高二，因为考大学的事，搞得全家都很紧张。孩子虽然有心学习，但是一坐到书桌前就犯困，注意力总是不能集中，为此，孩子自己也很痛苦。

这个孩子上的是全国顶级的重点高中，所以天赋是毋庸置疑的。问题就在于，这种天赋被身体状况限制住了，得不到施展。

我判断患者和她的孩子都需要采用饮食疗法，就建议她说："要不要和你的孩子一起改变一下饮食

习惯呢？"

母子二人按照我给出的营养指南，很快采取了行动。结果不出两周，孩子专心学习的时间就变长了。

后来，孩子的成绩越来越好，一年后如愿地考上了第一志愿的东京大学。

孩子的母亲也在调节饮食的四个月后治好了发冷的毛病。她高兴地告诉我，连腰痛和肩部僵硬的症状也减轻了。

提升专注力，考上东京大学！

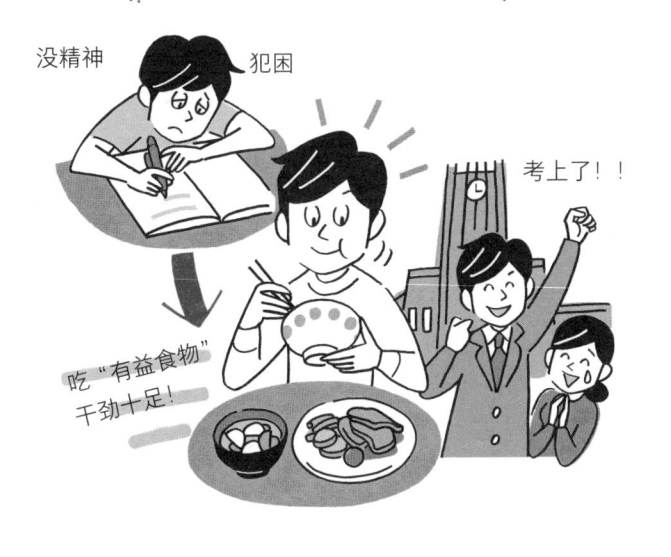

没精神　犯困

考上了！！

吃"有益食物"
干劲十足！

母子二人，一个恢复了健康，一个找回了天赋，这和他们积极调节饮食是分不开的。

与生俱来的学习天赋不常有，但相对常见的是这种天赋被不正确的饮食习惯影响了发挥。

我们做父母的，首先要认识到健康饮食的重要性，然后从短期目标开始，一点点地改善孩子的饮食。

日积月累，你一定能看到孩子能力的巨大变化。

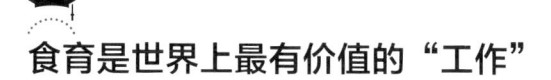

食育是世界上最有价值的"工作"

吃健康的食物，改善肠道环境，激发大脑活力，从而使孩子的潜能得以充分发挥。

关于食物的重要性，古希腊最负盛名的医生希波克拉底曾这样说：

"让食物成为你的药品，药品应该是你的食物。"

换言之，食物才是可以治愈任何病症的良药。

世界著名的发明家爱迪生也曾说过：

"未来的医生将不再开药，而是指导他的病人如何用饮食照顾身体，以及如何预防疾病。"

爱迪生虽然生活在 150 年前，但在当时他已看清，不论医学如何进步，药品如何发展，真正能让我们身体健康、远离疾病的，还是食物。

而如今，分子营养学和后成遗传学的最新成果告诉我们，食物甚至能极大地影响一个人的能力高低。

正因为食物如此重要，为孩子准备好每天的饭菜才成了我们为人父母肩负的重任。

父母为孩子操持"饮食"，进行"食育"，这在我看来是世界上最有价值的工作，也是最值得我们去完成的"伟业"。

每天做饭真的很辛苦。正因为了解其中的不易，我才希望能为各位父母尽一份心力。

这种心情是我写下这本书的原动力，也是我最想向大家传达的信息。

第 5 章
要点总结

- 改善饮食从早餐不吃面包和麦片做起。

- 裹着海苔的糙米饭团和用料丰富的味噌汤是早餐的首选。

- 放长假时孩子的午餐也要吃家里做的。

- 考入重点中学和东京大学的秘诀是吃"有益食物"！

- 每周在家多做一次晚饭。

靠吃饭培养聪明孩子的几点建议

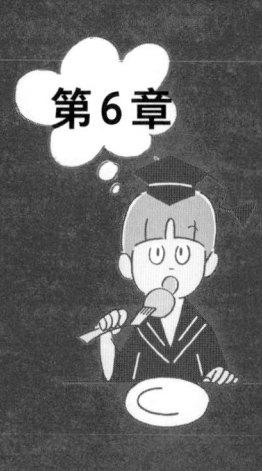

第6章

在最后一章中，我（菊池洋匡）将和大家分享几点"靠吃饭让孩子变聪明"的建议。

在我开办的补习班里，会利用班会时间教给孩子一些锻炼大脑的方法，并通过实践让他们养成习惯。

其中一种方法就是冥想。冥想可以增加大脑前额叶的血流量，长期进行冥想训练可以增大脑容量，让大脑功能变得更强大。

作为依据，加利福尼亚大学洛杉矶分校（UCLA）和不列颠哥伦比亚大学的研究人员在利用核磁共振进行调查时发现，每天进行冥想的人的大脑中负责管理注意力、情感和头脑灵活性的前额叶灰质会有所增加。

说得直白一些，就是冥想可以锻炼大脑中负责"自我控制"的部分。

这一发现使冥想颇受商业人士的推崇。我们熟悉的苹果公司的创始人史蒂夫·乔布斯就曾致力于冥想训练。冥想还是谷歌公司开展员工培训的项目之一。

我们正在做的，就是要将冥想融入小学生的教学中。

一分钟也坐不住的孩子该怎么办?

在教学中引入冥想后,我惊讶地发现,连"老老实实坐着"都有困难的孩子其实非常多。

晃晃脚、动动手、挠挠头,这样还算好的,有的孩子甚至会始终皱着眉,表情很痛苦。我万万没有想到,"安静下来"和"集中精力"对他们而言竟是如此困难的事情。

我们可以想象一个刚开始学习开车的人,开车时拼命想要稳住车子,根本顾不上听别人说话。那些拼命"驾驶"着自己的孩子就和这位司机是一样的。

这样想来,也就不能怪孩子在课堂上学不进去了。

除了不能专心听讲,不擅长"驾驶"自己的孩子还容易遇到作业写不完、玩游戏停不下来、不守时和丢三落四等许多问题。

那么,针对这样的孩子该如何是好呢?

我的建议就是"坚持冥想"和"调节饮食"。

所谓"不擅长驾驶自己",换句话说就是"无法意识到自己偏离了目标",以及"就算发现了问题也很难回到正轨"。而冥想是一种非常好的,能让孩子克服这种状态的训练方法。

当然了,冥想并不能让孩子当即学会自控,但它能有效地让孩子意识到自己分心了(自我认识),然后让他们回到一个专注于呼吸的状态(自我控制)。

另外,调节饮食的效果同样显著。

对于学龄前和小学低年级的孩子来说,不能踏实坐好也许是普遍现象,但如果到了可以自控的年龄仍然做不到自控,就要考虑孩子的能力是否得到了应有的发展。

有的家庭在参加了我们的讲座之后积极调节饮食,短时间内就看到了成效,孩子上课能听懂了,成绩也有所提高。

如果你正因为孩子坐不住而担心,不妨尝试一下冥想和调节饮食。特别是调节饮食,对于适合这种方法的孩子来说,效果是立竿见影的。

小升初考试取得成功的孩子都吃些什么？

那些小升初考试成功的孩子，家里是怎样管理饮食的呢？想必大家都对此很感兴趣吧？

在我的补习班里，会在课间给孩子安排一个晚餐时间。就是借着这个时间，我见识到了孩子每天晚饭都吃些什么。

有的孩子吃的是家里给做的营养均衡的便当；有的孩子几乎只吃便利店的便当和夹心面包；还有的虽然家里给做了便当，但因为挑食严重把菜都剩下了。

看到孩子吃饭的样子，我不禁认为食物和成绩之间存在着某种关联。至于我当时是怎样猜测的，说到这里，想必大家都已经猜到了。

这次发现，让我对食物与大脑发育以及大脑运转之间的关系产生了兴趣。我开始查阅相关的资料。

同样是吃了一顿饱饭，摄取不同的食物是否会对大脑的运转产生影响呢？如果存在影响，那又是多大程度的影响呢？

经过一番调查，就像前文提到的，我找到了许多相关的科研成果。

孩子的学习能力是由多种因素决定的。

比如，孩子是否有用心学习？如果有的话，方法是否得当？是不是被父母和老师逼着学的，所以并不走心？等等。

我们通常认为的原因有很多，从中却很难找到食物与成绩之间的关联。但如果把着眼点从"个体的情况"转移到"整体的倾向"，就会发现那些小升初考试取得成功的孩子，吃的大多是家里给做的便当。

还有一种情况是，家里会让孩子在补习班吃得简单些，等回到家再补一顿正餐。这样虽然吃的不是便当，但一天摄入的营养是充足的。所以，如果你的孩子在补习班没有时间吃饭，在家把饭吃好也是可取的。

在学习这件事上，通往成功的路有很多条，而注意饮食绝对是一条近道。希望大家从现在开始就重视起来。

坐不住的小学男生也能大变样！

家里有男孩子的话，当妈妈的肯定要多操不少心吧。

在我的补习班里，负责保育工作的女舍长就经常被男生搞得焦头烂额。用她的话说就是，"管不了也没办法，谁让他们是外星人呢"。她说这么一想，心态就放宽了。

虽然每个孩子都不一样，但总的来说，男孩子没有女孩子踏实，做事也常常欠考虑。

这种"不踏实"和"欠考虑"的特点容易让他们把原本能做好的事情搞砸，表现在学习上就是无法发挥出他们应有的实力。

在此，我想分享一个"靠饮食让这样的男孩子大变样"的例子，好让大家感受一下，调节饮食究竟能在多大程度上提升一个孩子的自控力和专注力。

我之前教过的 A 君拥有男孩子的典型特征——

容易走神，听讲不专心，丢三落四；对擅长的科目特别上心，不擅长的就放任自流。他肯定是个好孩子，就是成绩上不去。

A 君的妈妈参加了我们开办的家长讲座以后，决心改善孩子的饮食习惯。她不再拿点心给孩子当零食，开始尽量减少孩子对乳制品和小麦的摄入，做饭时也不再使用人工调味料和甜味剂。

结果，孩子不耐烦的情况减少了，眼看着踏实下来了；专注力提升了，不擅长的事情也能尽力去做。当时正值临考前，要说硬着头皮学习，所有孩子多少都能做到，但 A 君的变化之大让他显得格外突出。

他听讲时的踏实劲儿，感觉好像变了一个人一样。我担心他考前紧张过度，好几次问他："真的不要紧吗？要是心里觉得不踏实、不痛快，一定要说出来。"就这样，A 君充分把握住了考前的冲刺阶段，让成绩突飞猛进，成功考上了理想的中学。

后来，在我开始编写本书以后，大约在 5 月下旬，时隔许久我打电话到 A 君家，和他妈妈谈起了此事。

我提出想把 A 君的事写进书里，并希望能了解一下他从补习班毕业以后的近况。换句话说，如果 A 君在考试后恢复了原样，那么当时的变化不过是考前的紧张反应罢了。

不过听他妈妈说，由调节饮食带来的良性变化在考试后并未消退。

究其原因，一来是中学不再给孩子提供伙食，二来是受新冠疫情影响，孩子长期停课在家。这样就避免孩子饿了以后买点心吃的情况；在家里，零食只有饭团。

结果就是 A 君的饮食完全由妈妈管理，把良性变化延续了下去。

尽管学校迟迟不能开学，A 君却能按部就班地完成学校布置的任务。听到这样的消息，我也放下心来。

"效果因人而异"，这句话放在广告里是免责声明，但对调节饮食来说真是绝大多数人都能取得实实在在的成果。

你的孩子有了多大变化呢？期待听到大家的好消息。

与其花钱上补习班，不如花钱吃饭

很多打算戒掉"有毒食物"的人都有一个很大的顾虑，那就是吃"有益食物"的话，开销一定会变大。

无添加、无农药的食材的价格通常要比普通食材高出 2 ～ 3 成。而且因为不容易在超市和便利店买到，采购的时间成本也会增加。

就算吃"有益食物"再安全，一想到开销问题，实行起来难免有些动力不足。

但是，我要说的是，现在多给孩子吃"有益食物"，其实是相当划算的。因为从长远来看，这样做将来能为你省下一大笔学费和医疗费。

就拿花粉症等过敏性疾病来说吧，导致这类病症加重的元凶是谷氨酸钠，而这种物质正是在加工食品的配料表中常见的。

过量摄入这种物质，会引起全身性的炎症，比如头部的过敏性鼻炎和黏膜炎，以及皮肤上的过敏性皮炎。

长期患有此类疾病，我们只好带着孩子去医院就诊、开药，这样一年下来又要花多少钱呢？

另外，站在教育工作者的立场上我不得不说，健康饮食确实能让孩子为你省下不少学费，而且数目比医疗费还要可观。

拿小升初补习班的学费来说，只六年级这一年就至少要花 100 万日元。

这还是集体授课的费用，如果想接受额外的个别指导，或者请家教，总开销恐怕要超过 200 万日元。

另外，有些家长会认为家教费用是一笔能让孩子提高分数的值得去花的钱，但实际上很多时候它只是抹平了孩子在集体教育中跟不上的部分，是你不得不花的钱。

孩子如果患有大脑炎症，就像本书前言中写到的那样，由于没办法做到专心听讲，也就不可能学会课堂上的内容，结果就是家长需要花额外的钱给孩子补课。

学费已经很贵了，上课再没有效果的话，这笔钱就白交了。

但如果在吃饭这件事上付出的钱和时间能增加孩子在课堂上的收益，钱和时间就应该花在这里。

另外，如果孩子能考上公立大学，即使是读理科，四年的学费也不过 200 万～ 300 万日元。

我虽然是补习班的经营者，但是比起向家长收取个别指导的费用，我还是认为把钱花在健康饮食上才是全家人的幸福。

从长远来看，在食材上多花钱相当划算

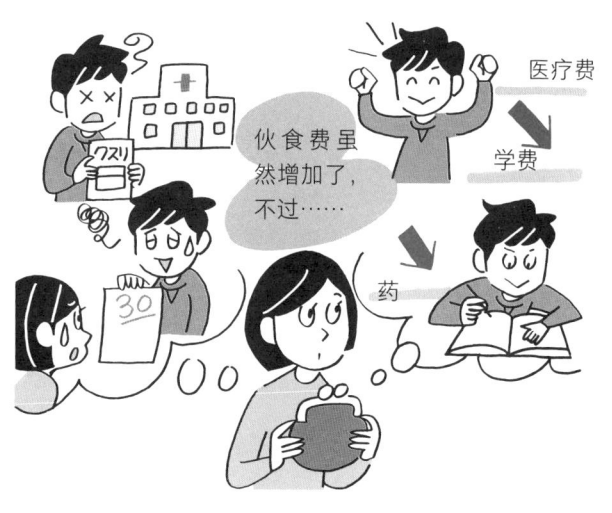

让孩子能力飞升的亲子厨艺教室

通过"吃"让孩子的学业所有进步，这是本书的主题。

前面都是围绕着"阻碍大脑运转的毒素"和"促进大脑运转的营养"在讲，现在换一个角度，从"体验"层面谈一谈"吃"这件事是如何提高孩子的成绩的。

我的补习班里有一项活动，叫作"让头脑变灵活的料理教室"，每年定期举办两次。每次报名的时候，孩子们都特别踊跃，不到一天就能报满。

这项活动是由我们这些小升初考试的辅导专家，以及为本书提供菜谱的食育专家中村麻衣子老师共同策划的，采用的是"亲子组队"的形式，目的是让孩子通过和父母一起做饭，更好地掌握小升初考试的知识点。

比如，有一次活动的主题是"鱼"，孩子们就学习了鱼的形状、大小、捕获时期、海流与高卸货量

渔港的关系等知识点。

其中，高卸货量渔港是书本上的知识，而鱼的形状、大小和捕获时期一般是课堂上不会讲的，但有的重点中学偏偏喜欢在入学考试里出这种题。

还有一次活动是以"大米"为主题。

孩子们通过品尝不同种类的米饭了解了大米味道的差异，学会了焖米饭的方法，并结合平原、河流的名称记住了各种大米的产地。这些都是社会和地理科目常考的。

不光是作为主题的"鱼"和"大米"，孩子们在采购食材的过程中顺便也学会了许多其他食材的知识。

比如蔬菜的产地，就是地理科目常考的。如果把这些东西放在课堂上讲，然后要求孩子们一周以内背下来，他们很难做到。但如果让他们亲自去买，去做，去吃，反而可能不费力就记住了。

曾有参加过料理教室的家长表示："以前孩子从来不和我一起买菜，但这次为了采购食材，到超市以后，他不但调查了许多食材的产地，而且对此表

现出了浓厚的兴趣。后来他跟我一起采购的时候，已经能主动去查看那些蔬菜的产地了。"

如果孩子能把兴趣延续到活动以后，并不断去实践，那么他一定能积累越来越多的可供他使用的知识。

我们的大脑不擅长记忆单独的"知识"，却十分擅长记住"体验"。

因此，如果能让孩子体验到采买、制作和品

"体验式教学"——让孩子爱上学习的秘诀

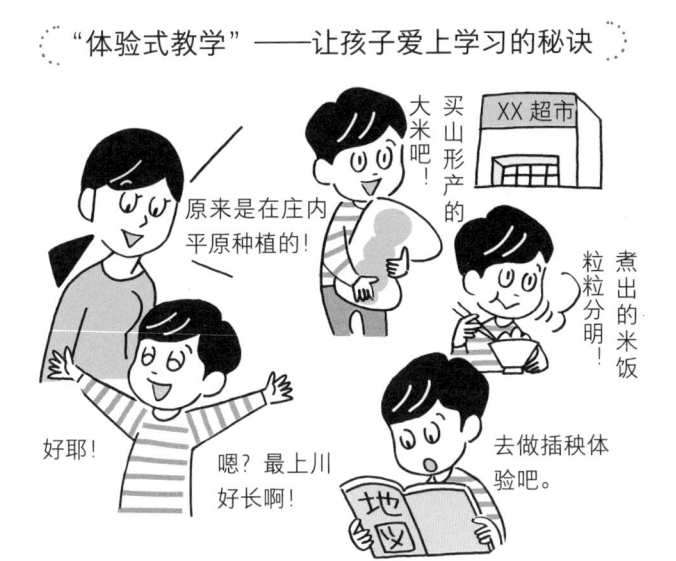

尝的过程，就能让他们自然而然地掌握考试中的知识点。

但如果是为了考个好分数而让孩子死记硬背，一边骂他们一边反反复复地盯着他们练习，这对家长也是一种消耗（不排除有的孩子会自觉用功）。

各位家长愿意把力气花在哪里呢？在此还是提倡多进行"体验式教学"，让孩子主动地向学习靠拢。

顺便再说一说采购和做饭时让孩子参与进来的好处。那就是能帮助孩子克服掉挑食的毛病。

从情感角度讲，人总是会对自己选择和制作的东西怀有特殊的感情。即使是不爱吃的菜，如果是自家菜园里种的，孩子也会因此喜欢上它，变得愿意去吃。

我们的厨艺教室就曾收到过这样的家长感言："我家孩子以前不喜欢晚饭吃鱼，但自从他真切地见到了鱼，对于料理和品尝这种食材的兴趣就变成了一剂调味料，让他爱上了吃鱼，还说'鱼这么好吃，多少我都吃得下'，这活动真是没白参加。"

虽然本书介绍了许多能让孩子变聪明的食材，但最终我们还是不得不面对"孩子挑食"这道难关。

这种时候，带他们一起采购，一起做饭，从中收获的快乐或许能成为化解挑食的突破口。

为了让饮食成为孩子"通往学习的体验"，也为了让孩子克服挑食的毛病，养成均衡膳食的习惯，你要不要也加入"亲子厨房"的行列中呢？

孩子的睡眠和营养一样重要

在我开办的补习班里，我们教给孩子的不是"解题方法"，而是"学习方法"。这些"学习方法"里也包括对睡眠时间的指导。在每周一次的班会上，老师会让学生报告这一周来的睡眠时间和学习时间。

最开始让孩子们这样做的时候，我并没有对这件事想得太深，但是记录了一段时间之后，我发现了问题。

睡眠时间短的孩子，其成绩明显不太好。

比如在我教的孩子里面，就有一个睡得很少的孩子。你会发现他上课注意力不集中，坐不住，而且对教的东西不能马上理解。因为他一直是这个状态，成绩实在说不上好。

于是，我在班会上讲了学习与睡眠的关系，以及睡眠时间与学习能力的关系，并督促这个孩子增加睡眠时间。后来，随着睡眠时间的延长，这个孩子的注意力、稳定性和理解能力都有可观的改善。

这样看来，除了营养不足和食物中的毒素外，睡眠不足也是阻碍大脑正常运转的因素之一。如果孩子的能力因此得不到发展，就太可惜了。

另外，可能会让人感到意外的是，吃东西的时间其实对我们的睡眠质量有很大的影响。

比如在睡前吃东西会使体温上升，从而导致睡眠质量下降。这是因为进食会影响体温，而体温会影响睡眠质量。

如果担心孩子很晚都不睡的话，就要让他们在

睡前 3 小时停止吃东西，并在睡前 2 小时洗好澡。

学习会消耗大脑的能量，所以学习过后可能会想吃夜宵，但是最好忍住不吃。如果实在饿得难受，可以吃一点好消化的水果。

调节饮食不仅要注意"吃什么"，"什么时候吃"也很重要。

从一周到一个月，从一个月到一年

改善饮食这件事在谁看来都不容易。要想吃得健康，要么多花时间，要么多花钱，要么这两方面都要付出更多。

不过，实际去做以后，你一定会感到这些付出都是值得的。

说起来我也曾在弟弟则公的指导下，改变了自己的饮食习惯。尽量不吃麸质、α 酪朊、人工调味料和甜味剂。为避免血糖忽高忽低，对小麦以外的

碳水也有所节制。

结果不但工作效率提升了，而且几乎不会感到疲劳。切身体会到改善饮食的神奇效果以后，我发觉自己想要的并不是短时间的改变，而是把这种习惯贯彻一生。

我在给学生们做应试辅导时也曾说过"天道酬勤"。

一方面，我们都知道努力的重要性，但另一方面又会觉得努力就是"暂时努一把力"。比如在考试前努力学习，在入夏前努力节食。很多时候，我们付出努力就是到实现目标为止的。

但是不得不说，只在考前每天学习4个小时的孩子不可能赢过那些每天雷打不动学习4个小时的孩子。

天道酬勤，就是当不懈努力成为一种习惯，成为一种天经地义的事情的时候，成功就在前方不远了。

换句话说，如果能把一时的努力变成一直努力，那么等你做到的时候就会发现"健康的身体和头

脑"也好，"优异的学习能力"也好，自己都已经得到了。

因此，当改善饮食初显成效的时候，请一定不要就此松懈，而是要下定决心坚持下去。

那么，是否存在一些方法和技巧可以让我们更好地坚持下去呢？

简单地说，首先要保证目标合理，然后就是付诸行动，最后是留心观察成效。

以我自己为例，想要控糖就要忍住不吃米饭和面包，因为太痛苦，有段时间我感觉坚持不下去了，就把目标改成了"多吃蔬菜"。

相比"不吃米饭和面包"，"多吃蔬菜"要可行得多。我开始用蔬菜填饱肚子，这样一来就算不吃碳水也能忍受。

一段时间以后，我发现大脑确实变灵活了（同时体重大幅减轻）。我觉得很有成就感，并因此获得了坚持下去的动力。

又过了两三个月，身体彻底适应了，我发现自己已经没有了吃糖的欲望。至此，新习惯已经养成。

在你家，怎样做才能把改善饮食的举措推行下

去呢？如果尝试之后发现有困难，就要根据实际情况在方法上做出改变。

另外，一定要留心观察孩子的变化。看到了变化，就有了坚持的动力。

改变饮食习惯，这件事听起来困难，但只要能坚持一周，再加把劲就能坚持一个月，只要能坚持一个月，下个目标就是坚持一年。

学习也好，控制饮食也好，偶尔偷懒是难免的。这种时候，只要继续努力就好。坚持下去，在不知不觉中习惯就会养成。

既然已经有了改变的意愿，那就下定决心迈出最初的一步吧。

孩子的成功离不开你的引导

江户时代初期，临济宗的僧人泽庵和尚曾留下这样的话：

"一小恶不能即日灭其身，然因其心可度万事，积小成大。"

一个人做一点坏事，不会马上身败名裂。

但"为恶之心"会积小成大，最终使人自取灭亡。

这句话说得很有道理。并不是说"只要做了坏事，不管多小都天理不容"，而是"正因为事情不大，才更不能麻痹大意"。

同时，这句话也告诉我们另一个道理，那就是与此相对的"不以善小而不为"。

做正确的事不会马上带来回报，但只要持之以恒，最终一定能取得巨大的成就。

养育孩子也是一样。我们会倾听他们的声音，花心思为他们准备饭菜。这些"小的善举"不会瞬间提高他们的成绩，或立刻让他们变得积极向上，但只要我们不遗余力地去做，最终就一定能有所成就。

我相信，所有拿起这本书的家长都是愿意为了孩子花时间去学习的家长。

有这份爱心在，你也一定能花时间为孩子准备

饭菜，或是以其他形式给予他们学习上的帮助。

所以你一定要对自己有信心。没必要强迫自己做到万无一失，但也不要放过那些本可以做到的小事。孩子的成功离不开你的引导。

第6章
要点总结

- 调节饮食不仅能提升学习能力，还能消除焦虑，稳定情绪。

- 饮食开支多少会变大，但从长远来看绝对值得。

- 让孩子和你一起做饭，可以帮他们掌握更多知识点。

- 能在体验中学习的孩子，更容易爱上学习。

- 迈出改善饮食的一小步，终将收获巨大的成就。

结语

写这本书的时候，我回想起了我和弟弟则公小时候的饭菜。我们家属于那种很少在外面吃饭的家庭，每天三顿饭都是母亲亲自下厨。

我记忆中母亲的味道是用风干萝卜片、羊栖菜和海带煮成的汤，以及西式的西红柿炖鸡肉和牛肉炖菜。

母亲没有这方面的专业知识，但做饭时会考虑色彩搭配，注重营养均衡。现在回想起来，我很感谢母亲让我们每天都能吃上健康的饭菜。

在我的补习班里，每年小升初考试结束后让孩子们写写感想的时候，很多孩子都会写"感谢妈妈的便当"。如果不是以这种形式，孩子们也许不会说出那声"谢谢"吧，不过我知道，每个孩子的心里都存着感谢。

小升初的备考阶段比较特殊，有时候做父母的

想管管孩子的学习，却发现无从下手，或因为忙于工作、家务，抽不出时间为孩子辅导。

所以当我邀请家长们也谈一谈感想时，很多人写的都是"没能给他什么学习上的帮助""就是为孩子做了做便当"。

在这里我想说的是，每天制作美味的便当，就是在尽心尽力地给予孩子成长所需的支持，这样的付出是值得每一位家长感到骄傲的。

而且，就算孩子不需要在补习班吃饭，就算孩子今年不考初中，就算孩子已经上了中学或者还没有上小学，你们的付出同样值得肯定。

是你们每天端上桌的饭菜为他们的健康成长打下了良好的基础。

在此基础上，若能将本书的知识学以致用，便是连激发出孩子的潜能也不在话下了。孩子的成长只有那几年时间，我们平时在采购时何不多花些心思，用一日三餐让他们变得更聪明呢？

最后，衷心地感谢大家阅读本书。

菊池洋匡

寄语

医师·医学博士　宫泽贤史

早上起不来，学习不专心，疲惫得连走去学校的力气都没有。有个上初二的女生因为这些症状上不了学。

她去看了精神科，尝试着服用了一段时间抗抑郁药，但病情仍不见起色。她来医院找到了我。

经检查，这个女生患有严重的低血糖和肠内环境紊乱。

我建议她采用能够消除肠炎、避免低血糖的饮食疗法，并辅以少量的补充剂（营养辅助食品）来为她补充营养。

三个月以后，她早上可以起来了。半年以后，她的专注力有所改善。一年以后，她的成绩已在年级里名列前茅。

如今，她正在全身心地备战英语演讲比赛。

我做了20年的营养疗法医师，见过无数人受原因不明的慢性疲劳症状困扰，医治过两万多名患者。我想说的是，发生在这个女生身上的变化绝非个例。

通过引入营养疗法，调节饮食改善体质，是可以达到激发大脑潜能的效果的。

一如本书指出的，现代日本人的饮食状况非常混乱。说"有毒食物"遍地滋生也不为过。特别是对于正处在发育期的孩子来说，危害不可估量。

我的老师曾这样说："孩子应试这件事，只要把心思花在正确吃饭上就足够了。为什么？因为其他孩子吃得实在太差了，到时候他们自己就会掉队。"

也许有人会说"不至于吧"，但这是事实。饮食对大脑的影响就是如此巨大。

那么，怎样才算是"正确吃饭"呢？

曾两次获得诺贝尔奖的天才化学家莱纳斯·鲍林博士指出，人的大脑相比其他脏器更容易受到营养素的影响。

鲍林博士认为，合理摄入营养可以调节神经和精神状态，并由此提出了一套基于饮食和补充剂的营养疗法。

这套方法论便是本书介绍的饮食疗法的基石——分子营养学。

鲍林博士的学说在发表当时遭到了多数专家的漠视，直到1995年营养疗法在美国解禁，相关临床案例及论文才开始大量涌现。如今，这套疗法的治疗成果已能够在专业学会内发表，其影响力可见一斑。

思考、行动、愤怒、悲伤、喜悦，人类大脑的这些功能和反应全部有赖于神经传导物质的作用。

神经传导物质由氨基酸构成，而氨基酸来源于人体每天摄入的食物。

此外，人体能够制造多少传导物质，又能将多少该物质运送至大脑，也和氨基酸、维生素以及矿物质有着很大关系。

另外，大脑神经传递信息的"场地"是由脂肪提供的。

脂肪占大脑重量（除去水分后的重量）的60％。毫不夸张地说，人体摄入脂肪的质量会直接反映在大脑的功能上。

食物有着等同于——有时甚至高于——药物对大脑活动的巨大影响力。

菊池则公先生是一名在职的针灸治疗师，同时他也是我的分子营养学的学生。在参加了我开办的讲座后，他很快也成了一名讲师，并且在执起教鞭的同时自己也开办起了面向治疗师的分子营养学讲座。

不仅如此，他还将分子营养学积极融入临床实践中，可以说在各个领域都有活跃的表现。

还有其兄长洋匡，身为一名教育工作者却不局限于传授知识，而是着眼于如何运用科学的方法以"饮食"辅助教学激发孩子的潜能，这样的育人理念令我十分钦佩。

本书介绍的饮食及生活习惯改善法，是基于丰富的经验，通过缜密的考量得出的适用于任何人的

方法。

　　每个具体的方法都与我在讲座中教授的内容一致，也几乎等同于我为那些受不良精神状态困扰的病患开具的处方。

　　相比超过30岁的患者，十几岁的孩子对营养治疗的反应是极大的，起效时间也更短。特别是正在备考的孩子，没有不放弃"有毒食物"而改吃"有益食物"的道理。

　　希望我们所有人都能给予"饮食"更多的关注——不光是为了考生，也是为了每一个孩子都能健康成长，发挥所长，收获完满的人生。

　　愿本书中的饮食方法能够得到广大教育工作者的认同与采纳。

U0343294